悩み・不安・困った!を

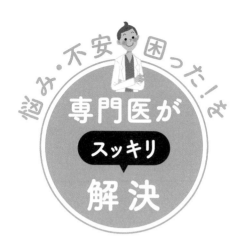

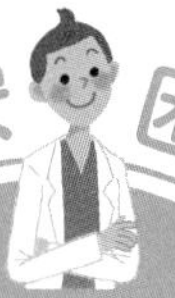

専門医がスッキリ解決

更年期

＼そして／

なりたい自分に近づく方法

高尾美穂

医学博士　産婦人科専門医

イーク表参道 副院長

新星出版社

不安を解決しましょう！

産婦人科医の高尾美穂です。この本を手に取ったあなたは、やがて訪れる更年期に不安を感じている方でしょうか？　現在、何らかの不調にお悩みの方でしょうか？　更年期を経てこれからが心配……という方でしょうか？

本書には、どの世代のみなさんにも知っていただきたい知識や、役立てていただきたいセルフケアや治療の方法を集め、「こうすればラクになるのでは？」という私からの提案をお伝えしています。いま抱えている「なぜ？」や「どうする？」を解決して、健康でハッピーなゴールにたどり着いてください。

不安・悩み解決への道

1 メカニズムを知る

そもそも更年期には心身にどのような変化をきたし、なぜさまざまな不調が起こるのでしょうか？　そのメカニズムを知りましょう。

➡P4 ❶～❼

2 正しい知識を持つ

更年期について「何となく思っていること」や「実はよく知らないこと」は、けっこう多いのでは？　誤った情報は修正し、わからないままにしていた疑問を解決しましょう。

➡第1、2章

高尾です！

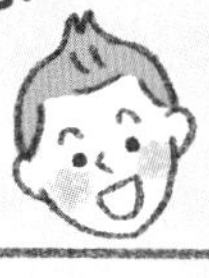

更年期とその先の

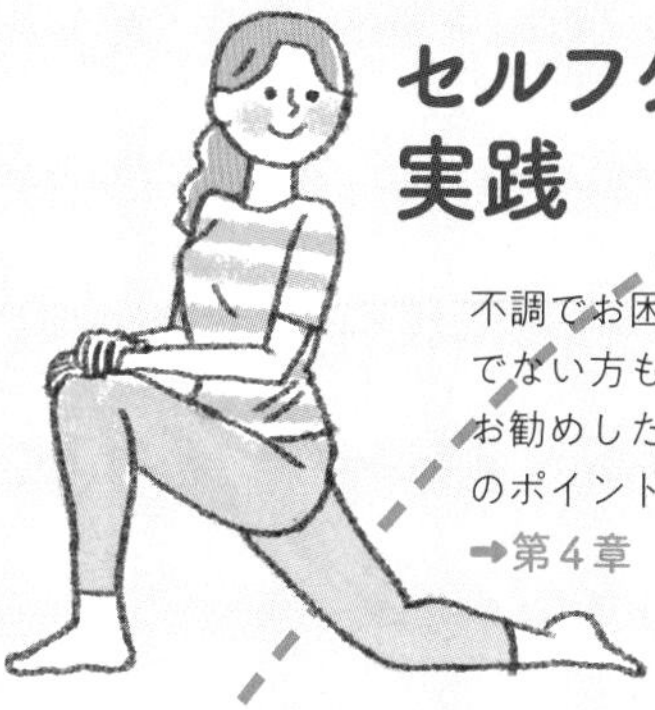

4

セルフケアの実践

不調でお困りの方も、そうでない方も、すべての人にお勧めしたい生活習慣改善のポイントを紹介します。

➡第4章

5

その先も健康でハッピーに

更年期の前も、更年期以降も人生はつながっています。更年期に適切な生活習慣を身につけ、対処法を知ることは、その後の健康のためでもあります。ずっとハッピーに過ごすために、できることを考えていきましょう。

➡第5章

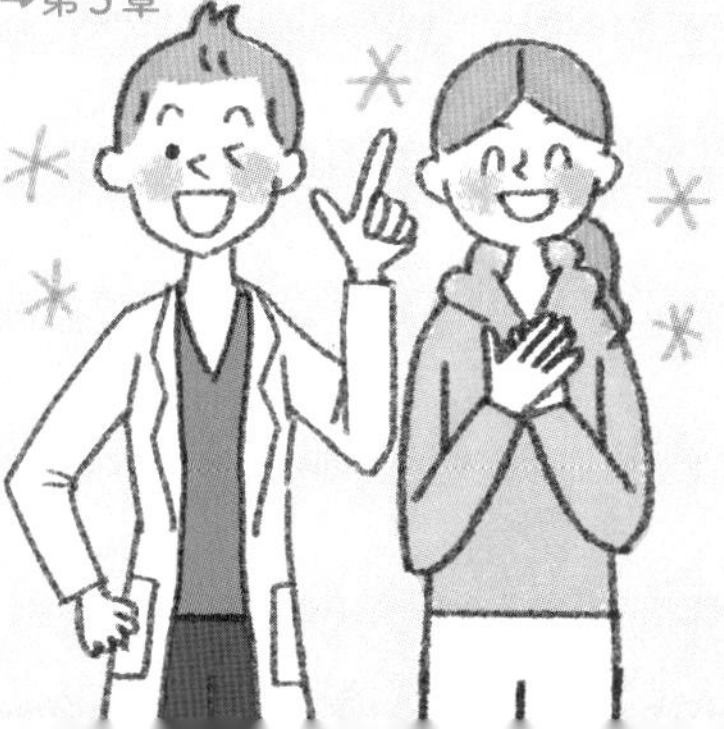

3

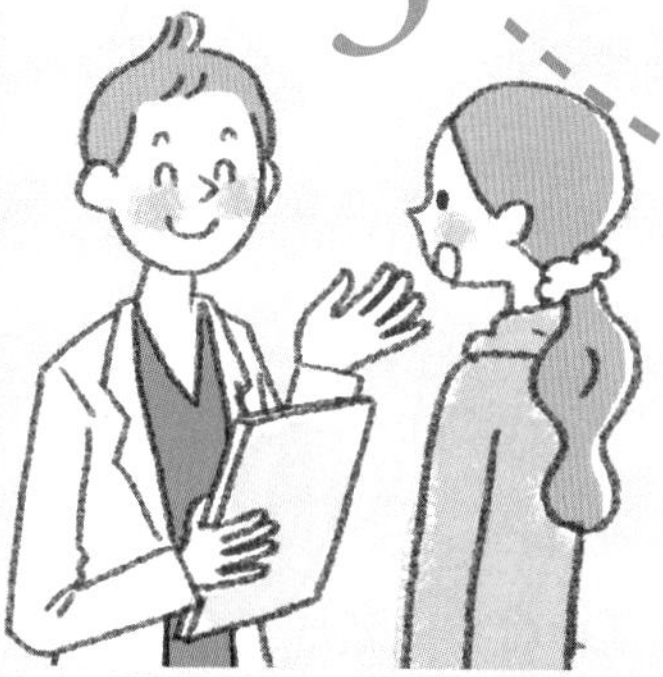

治療方法について知る

「これって更年期のせい？」と思ったら、婦人科で相談すれば、対処方法についてアドバイスを受けられます。悩み解決のための確実な一歩です。

➡第3章

更年期のせいかも！

更年期には、体にも心にも大きな変化が起こり、人によってはさまざまな不調に悩まされます。なかには、それが更年期のせいとは気づきにくい症状や、自覚症状がないまま体の内側で起こっている変化もあります。40代後半〜50代前半くらいで当てはまるものがあれば、更年期の症状かもしれません。

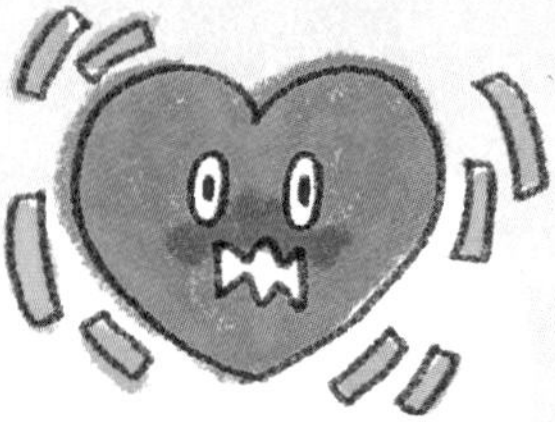

理由もなく
心臓がドキドキ
することがある

思い当たるものは
ありますか？

疲れやすい

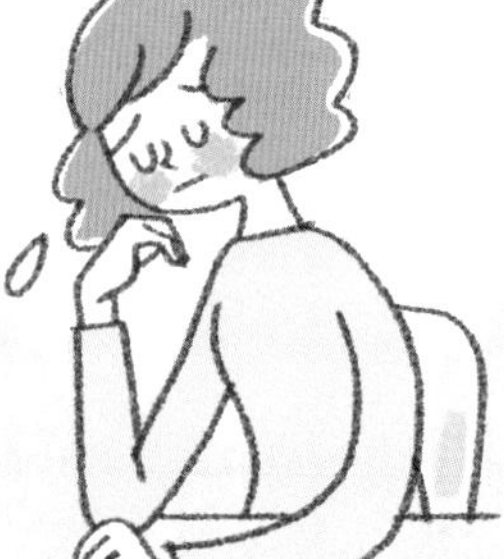

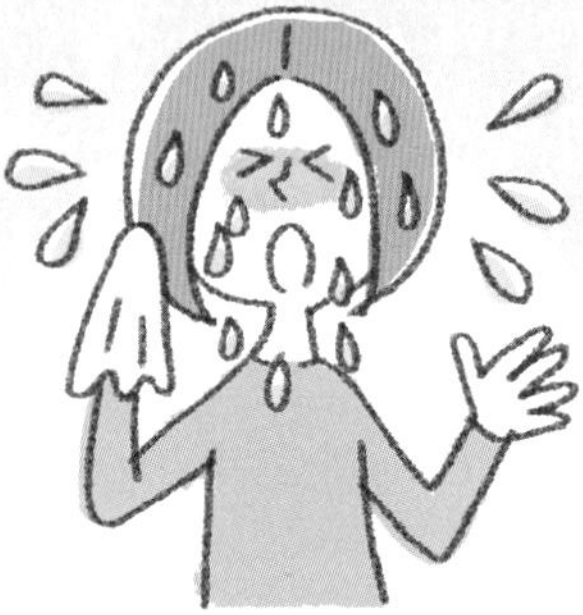

急に汗が
たくさん出る
ことがある

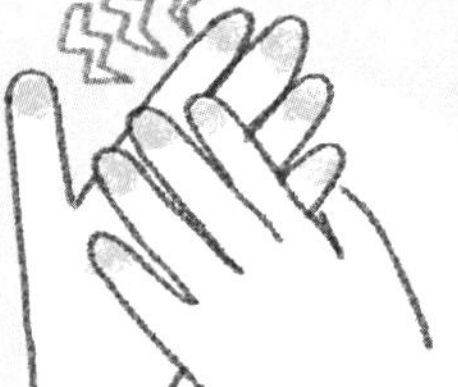

手指がこわばる

1 こんな不調や変化は、

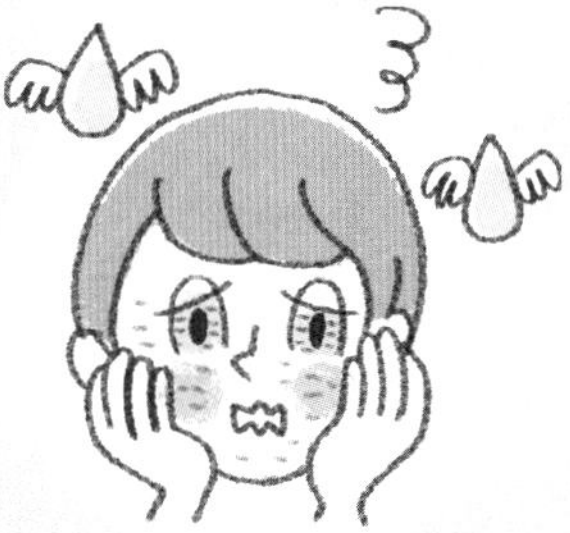

目や肌が
乾燥する

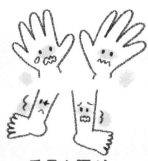

手足や腰が
冷える

イライラ
しやすい

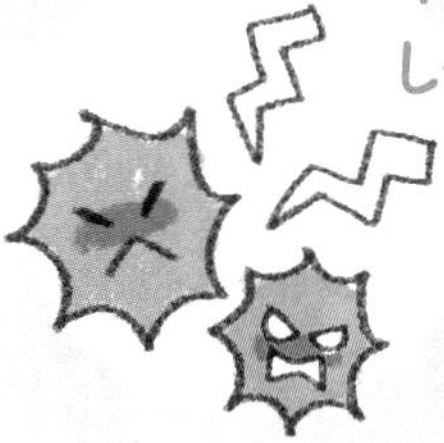

よく眠れない

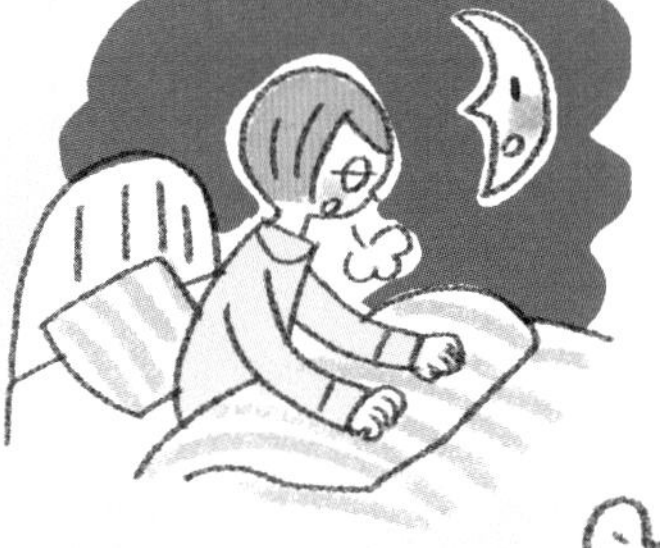

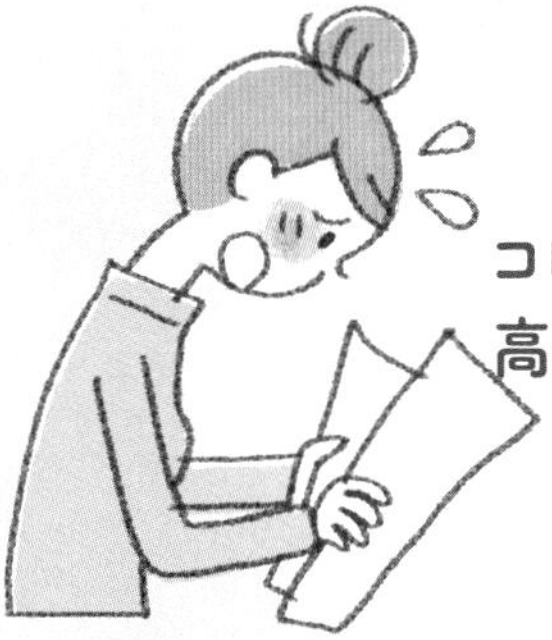

コレステロール値が
高くなった

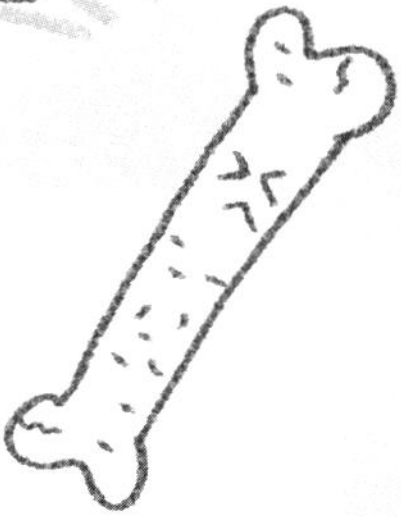

骨密度が
低下した

知れば、変化にも納得

更年期の不調は、心身の健康をサポートしていた「エストロゲン」が急激に減少するという変化に対応しきれないこと、そして、エストロゲンの働きがなくなることによって起こります。

エストロゲンは、卵巣が分泌する女性ホルモンの一つで、10代に分泌量が急激に増え、それから閉経するまでの間、女性の心身に働きかけています。40代後半からはエストロゲンの分泌量は急激に減り、閉経後はほとんど分泌されません(➡P8③)。

では、エストロゲンにはどのような働きがあるのか、具体的に見てみましょう。

コレステロールを適正に保つ

エストロゲンがつくられる際は、材料としてコレステロールが使われます。また、エストロゲンにはLDL(悪玉)コレステロールが肝臓に回収されるのを促す作用もあり、血液中に余分なコレステロールがない状態を維持できるように働きます。

骨を丈夫に保つ

骨は、「破骨《はこつ》細胞」が骨を壊し、「骨《こつ》芽《が》細胞」が新しくつくるという代謝により、毎日少しずつつくり替えられています。エストロゲンは、破骨細胞が骨芽細胞を上回る働きをしないようにコントロールして、骨の健康を維持します。

妊娠に備えた変化をもたらす

第二次性徴期を迎えた女性は、丸みを帯びた体つきに変化します。また、妊娠に備えて子宮内膜が厚くなります。これらの働きを司っているのがエストロゲンです。

妊娠しなかった場合、厚くなった子宮内膜がはがれ落ちる変化を月経と呼びます。卵巣の機能が低下してエストロゲンが分泌されなくなると、月経は来なくなるのです。

2 エストロゲンの働きを

血管をしなやかに保つ

血管が拡張するために必要な一酸化窒素（NO）の産生を促すことなどにより、血管の弾力性を保ちます。

肌のうるおいや髪のツヤを保つ

エストロゲンにはコラーゲン産生を促す作用があり、肌のハリやうるおい、髪の太さやツヤを保ちます。コラーゲンは、骨、血管壁、関節軟骨なども形成しているたんぱく質の一種です。

メンタルの安定を保つ

エストロゲンには抗うつ作用があります。エストロゲンは、精神を安定させる働きを持つ神経伝達物質・セロトニンの生産にかかわっているほか、自律神経を「副交感神経の活動が優位」な状態に維持します。

エストロゲンの急激な減少は自律神経にも影響し、そこから別の症状も起こってきます（➡❹❺）。

エストロゲンの主な働き

女性の体の多くの器官に働きかけています。

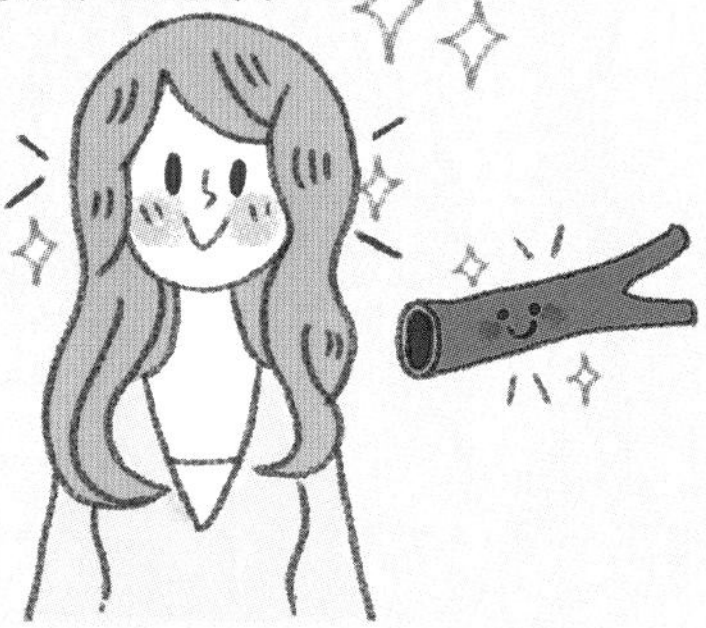

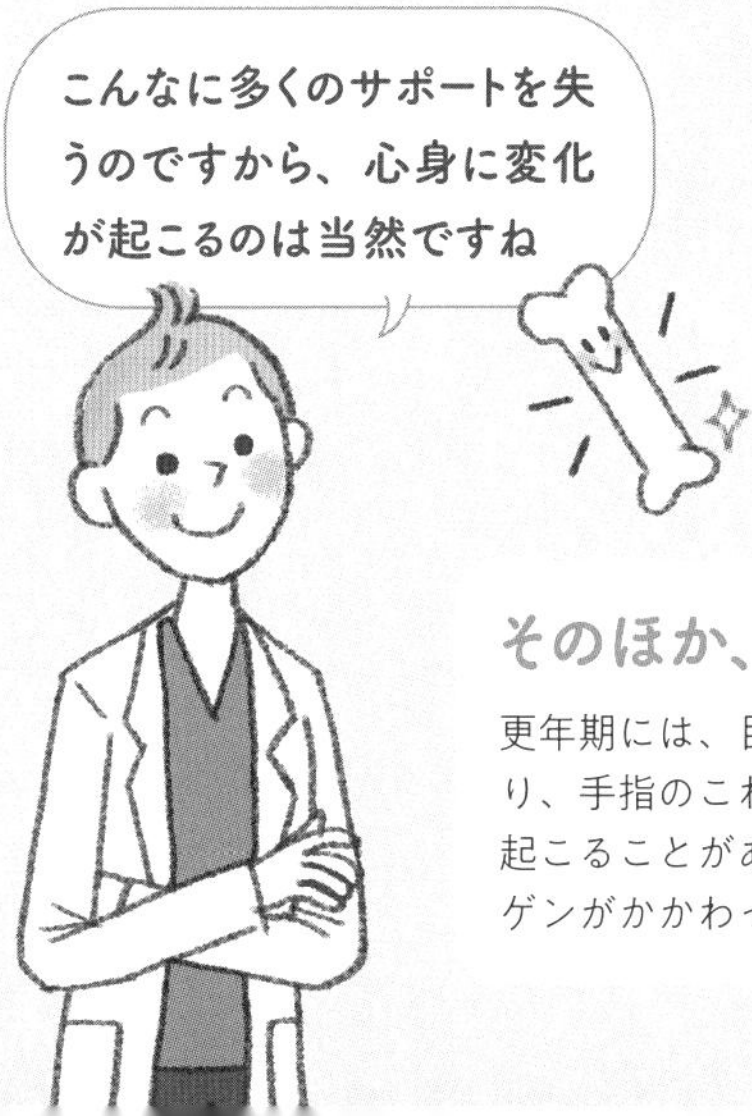
こんなに多くのサポートを失うのですから、心身に変化が起こるのは当然ですね

そのほか、いろいろ！

更年期には、目・口・鼻・腟や外陰部などが乾燥したり、手指のこわばりや、関節の変形による痛みなどが起こることがありますが、これらの変化にもエストロゲンがかかわっていると考えられています。

合いは、人生半ばまで

　さまざまな働きを持つエストロゲンですが、その恩恵を受けられるのは約40年間。50歳前後で閉経すると、現在の日本人女性の平均寿命は87歳ちょっとですから、閉経後のおよそ40年はエストロゲンのサポートなしで健康を維持していく必要があります。

　一生の間のエストロゲンの分泌量の変化と、各年代において経験しやすい病気、起こりそうな人生のイベントなどを俯瞰《ふかん》して見ると、この先、何に気をつければよいか予想できるのではないでしょうか？　前もってできる対策を行い、できるだけ不調に悩まされることなく人生を楽しんでいきたいですね。

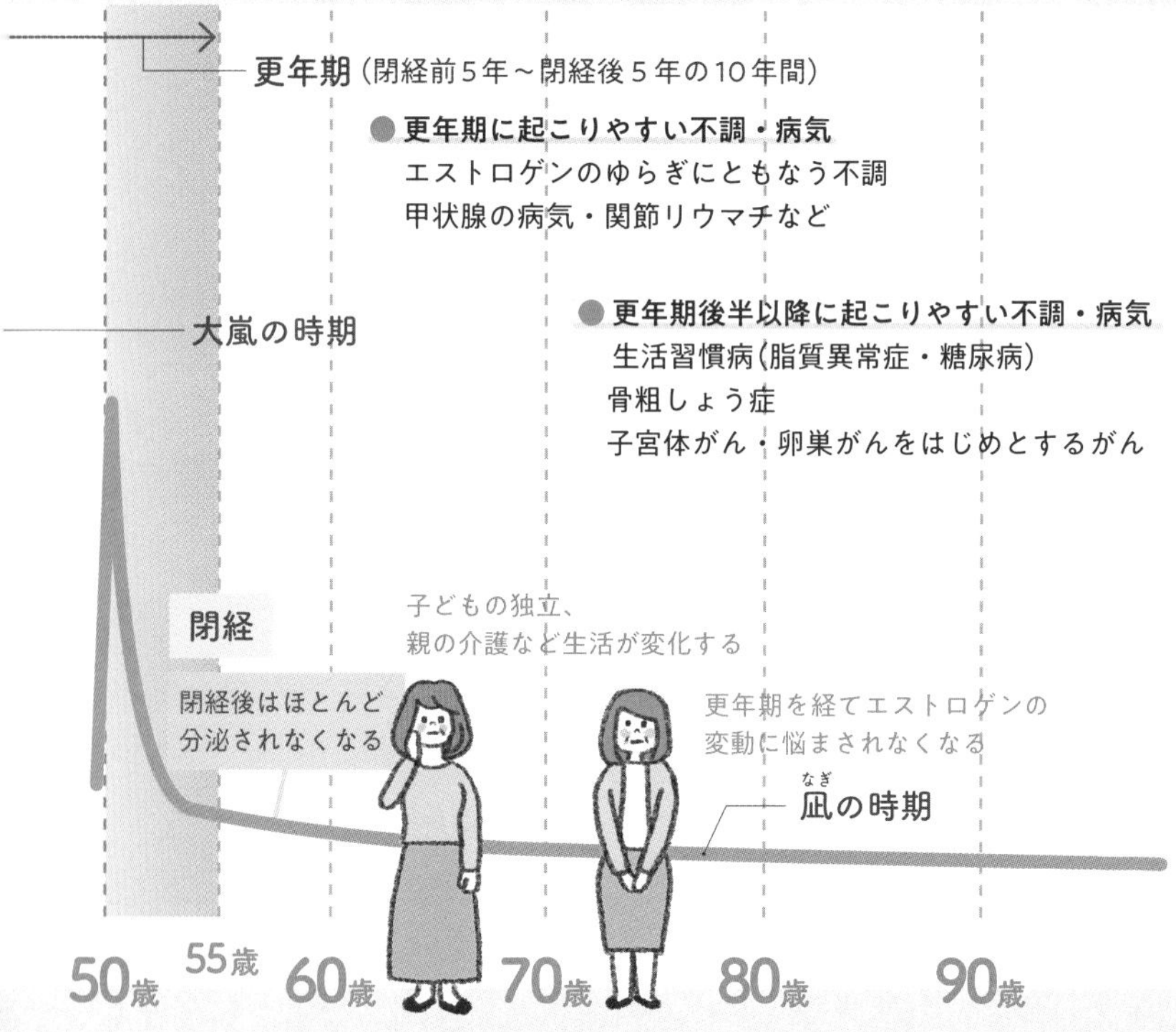

更年期（閉経前５年～閉経後５年の10年間）
●更年期に起こりやすい不調・病気
エストロゲンのゆらぎにともなう不調
甲状腺の病気・関節リウマチなど
●更年期後半以降に起こりやすい不調・病気
生活習慣病（脂質異常症・糖尿病）
骨粗しょう症
子宮体がん・卵巣がんをはじめとするがん
大嵐の時期
閉経
閉経後はほとんど分泌されなくなる
子どもの独立、親の介護など生活が変化する
更年期を経てエストロゲンの変動に悩まされなくなる
凪《なぎ》の時期
50歳
55歳
60歳
70歳
80歳
90歳

3 エストロゲンとのつき

出産直後はエストロゲンがほぼゼロに

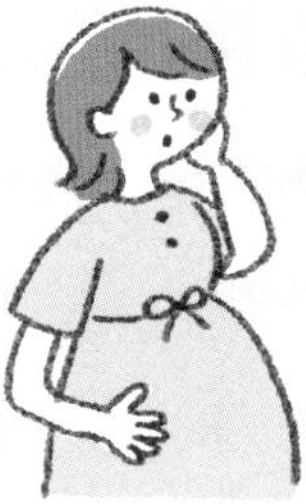

妊娠するとエストロゲンの分泌量が増加し、妊娠5か月以降は胎盤でエストロゲンがつくられるようになります。
出産を終えて胎盤が体外に出ると、エストロゲン量はほぼゼロに。その後、エストロゲンは再び卵巣でつくられるようになります。エストロゲンがつくられない期間は、閉経後と似た不調を経験します。

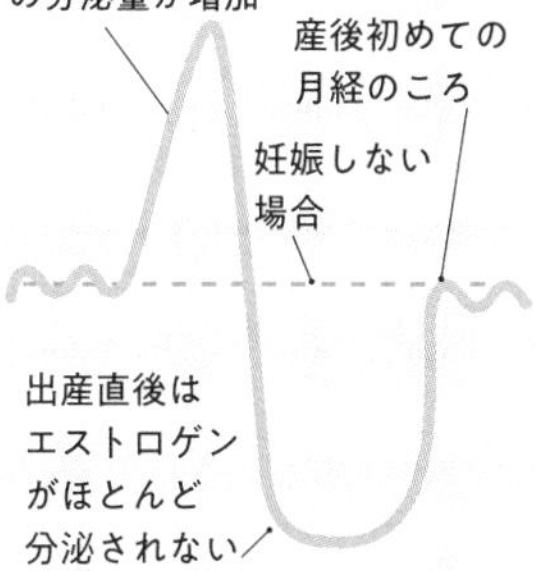

妊娠するとエストロゲンの分泌量が増加
産後初めての月経のころ
妊娠しない場合
出産直後はエストロゲンがほとんど分泌されない

◎女性のライフステージとエストロゲン分泌量

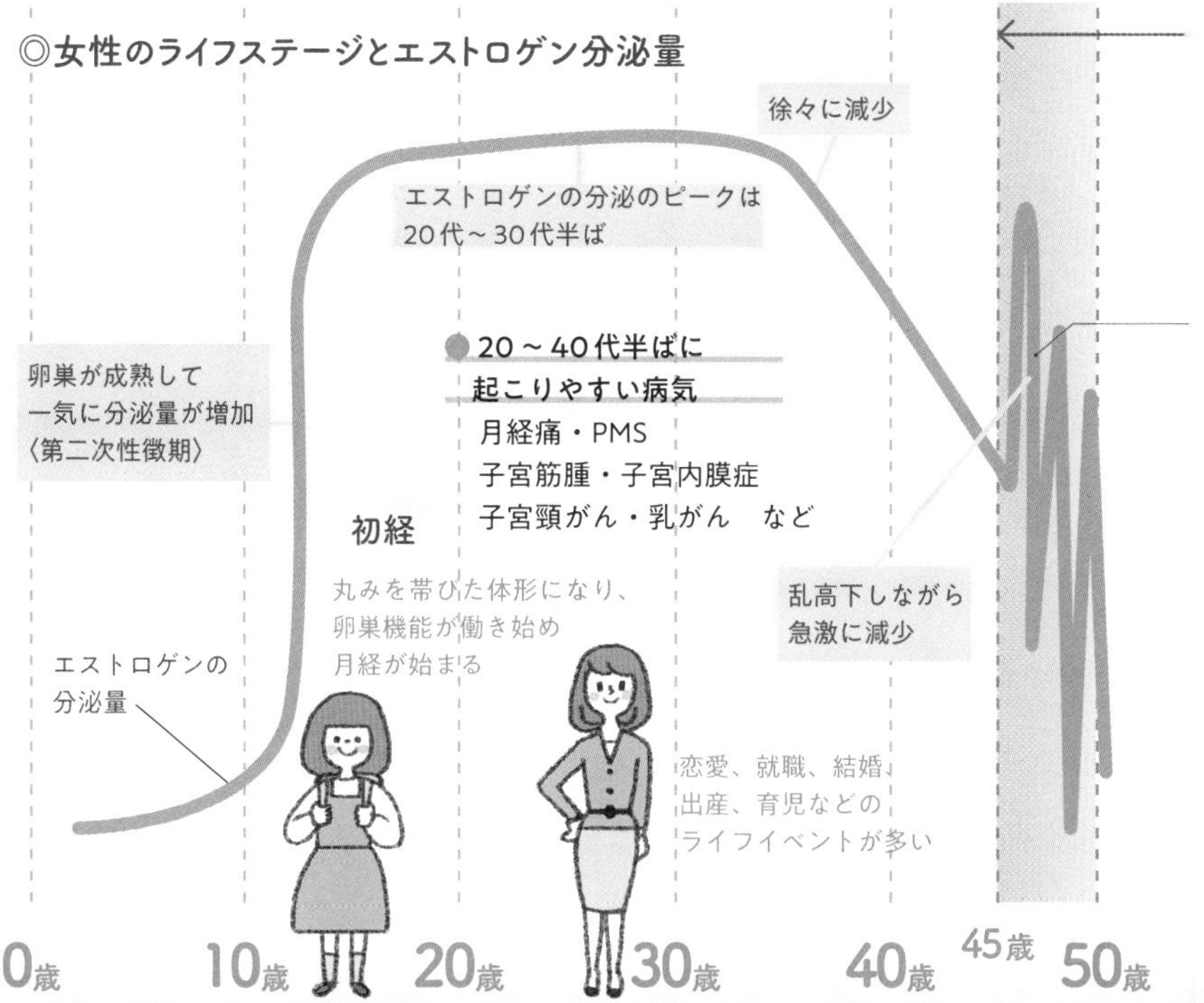

徐々に減少
エストロゲンの分泌のピークは20代～30代半ば
20～40代半ばに起こりやすい病気
月経痛・PMS
子宮筋腫・子宮内膜症
子宮頸がん・乳がん　など
卵巣が成熟して一気に分泌量が増加〈第二次性徴期〉
初経
丸みを帯びた体形になり、卵巣機能が働き始め月経が始まる
エストロゲンの分泌量
乱高下しながら急激に減少
恋愛、就職、結婚、出産、育児などのライフイベントが多い
0歳
10歳
20歳
30歳
40歳
45歳
50歳

させたい脳、できない卵巣

さて、更年期に起こりやすい症状（⬇P4❶）と、エストロゲンの働き（⬇P6❷）を並べてみると、更年期の症状の中には、エストロゲンの働きの低下だけでは説明できないものがあると思いませんか？

ここに大きくかかわっているのが自律神経です。

エストロゲンは、脳の視床下部《ししょうかぶ》という場所が指令を出し、下垂体を経由して卵巣に伝えられ、卵巣がエストロゲンを分泌します。

しかし、卵巣の機能は30代後半から徐々に低下していき、閉経の数年前から、〈視床下部が指令を出す→卵巣はエストロゲンを十分につくれない→視床下

女性ホルモンの種類と働き

卵巣が分泌するホルモンを一般的に女性ホルモンと呼び、女性ホルモンにはエストロゲン（卵胞ホルモン）とプロゲステロン（黄体ホルモン）の2種類があります（以下、「エストロゲン」「黄体ホルモン」とします）。黄体ホルモンも30代後半から減少しますが、更年期の不調の多くにはエストロゲンがかかわっています。ただし、エストロゲンと黄体ホルモンの相互作用は重要であり、治療でホルモンを補うときは、多くの場合、両方の女性ホルモンを補充します。

	エストロゲン（卵胞ホルモン）	プロゲステロン（黄体ホルモン）
主な働き	子宮内膜を厚くして妊娠の準備をする。 P6❷のようなさまざまな働きを持つ。	エストロゲンが厚くした子宮内膜を柔らかく、妊娠しやすい状態にする。また、妊娠を維持しやすいように体温を上げる働きを持つ。
共通すること	◯視床下部の指令を受けて卵巣から分泌される。 ◯妊娠中は、胎盤から分泌される。 ◯30代後半から徐々に減少し、閉経が近付くとさらに減少する。閉経後は、黄体ホルモンはほぼゼロになり、エストロゲンもほとんど分泌されなくなる。	

4 エストロゲンを分泌

部は指令が実行されないことで混乱する〉という状況になります。それをくり返すうちに、視床下部は混乱して、視床下部がコントロールしている「自律神経」にも影響が及びます。するとどんなことが起こるのか……次のページで見てみましょう。

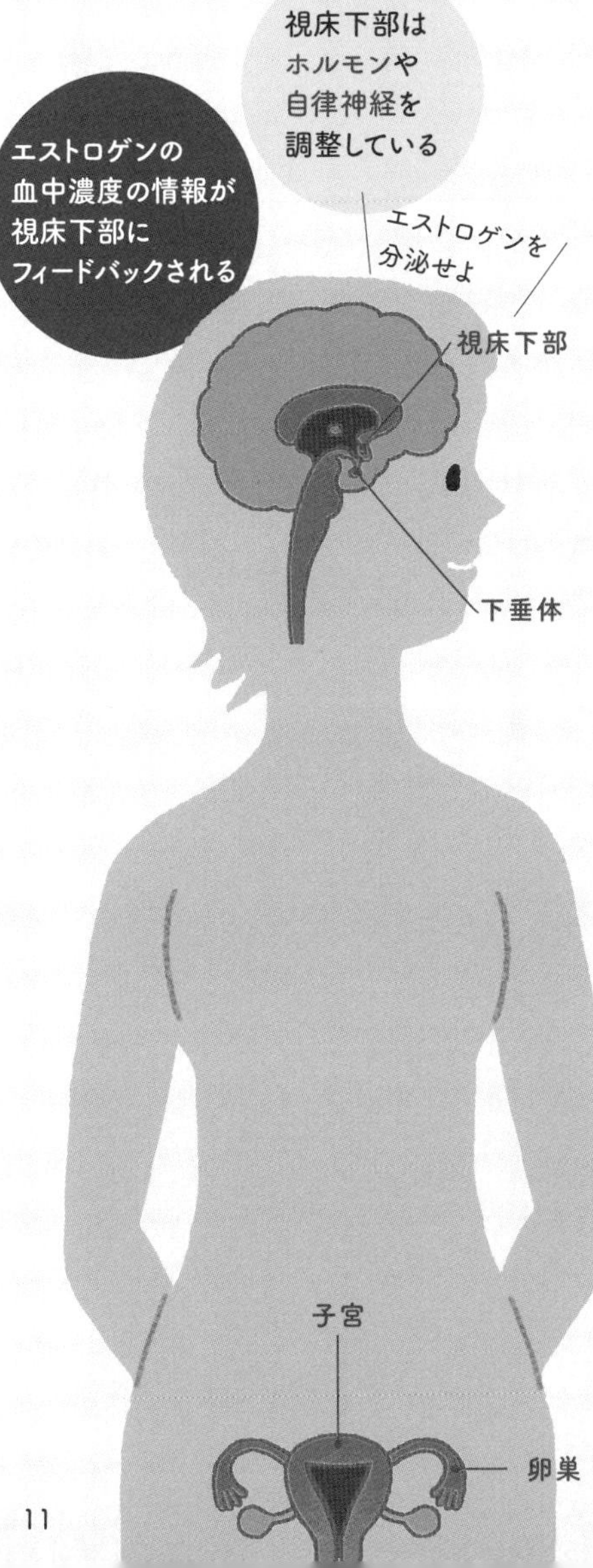

視床下部はホルモンや自律神経を調整している
エストロゲンの血中濃度の情報が視床下部にフィードバックされる
エストロゲンを分泌せよ
視床下部
下垂体
子宮
卵巣

ホルモン伝達の流れ

視床下部

性腺刺激ホルモン放出ホルモンを分泌して指令を出す

下垂体

性腺刺激ホルモンを分泌

血液で運ばれる

卵巣

エストロゲンを分泌

子宮

エストロゲンが作用

自律神経は、バランスが……

4（P10）で見たように、「ホルモン分泌」と「自律神経」をコントロールしている視床下部は、いくら指令を出してもエストロゲンが分泌されないと、混乱して働きが〝いまイチ〟になります。そのため、自律神経をコントロールする機能にもエラーが生じてきます。

自律神経には交感神経と副交感神経の二つがあります。この二つは、「交感神経が働くと心拍数が上がり、副交感神経が働くと心拍数が下がる」というように、体に正反対の反応を起こさせます。視床下部は、体を活動モードにするときは交感神経を働かせ、休息モードにするときは副交感神経を働かせるよう

自律神経は交感神経と副交感神経のバランスが大事

交感神経と副交感神経は、体の同じ部分に対して反対の作用をもたらし（➡P13表）、どちらかの働きが高まっているときは、もう一方の働きが弱まる関係にあります。そのときの状況に応じて、両方の神経が正常な働き方をすることで、バランスのとれた良い状態が保たれます。

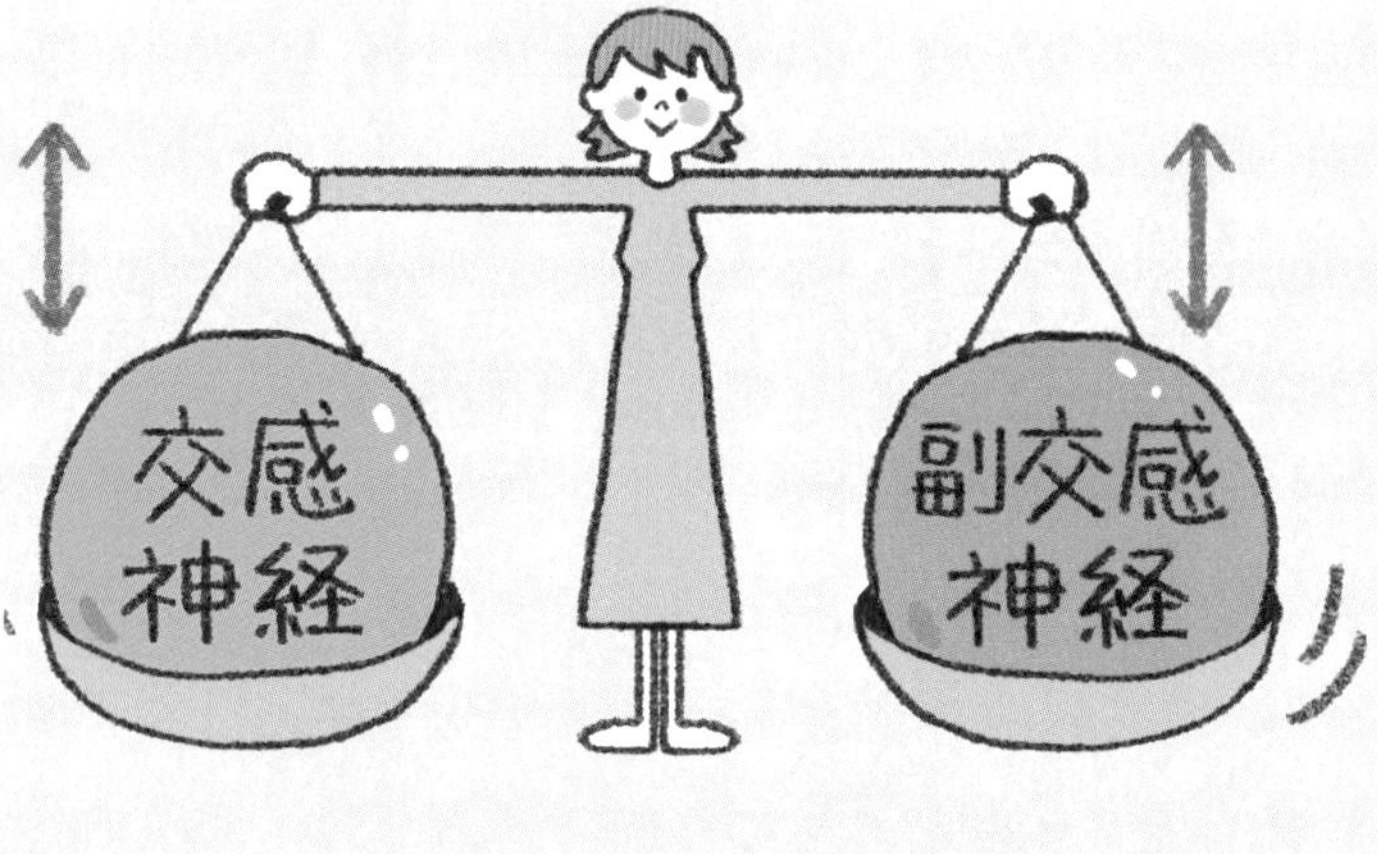

5 混乱に巻き込まれた

に調整していますが、そのバランスをうまくとれなくなるのです。

自律神経は、私たちの意思とは関係なく、生きるために最適な状態を維持できるように体の働きを調整しています。たとえば、血管を広げたり収縮させたりすることで血流量を調整し、体温を上げたり下げたりするといったことです。汗や唾液の分泌量も調整しています。

この調整がうまくいかなくなると、理由もなく胸がドキドキしたり、急に汗が出たりします。これらは自律神経が私たちの意思とは無関係に行っていることなので、自分の意思でコントロールすることは難しいのです。

自律神経の各器官への働き

交感神経の働き	器官	副交感神経の働き
緊張させる	心身	リラックスさせる
瞳孔を拡大	目	瞳孔を縮小
発汗を促す	汗腺	（作用しない）
心拍数を上げる	心臓	心拍数を下げる
気道を広げる 呼吸を速くする	気管支・肺	気道を狭くする 呼吸を遅くする
収縮させる 血圧を上げる	血管	広げる 血圧を下げる
活動を低下させる	消化器	活動を活発化する
排尿を抑える	膀胱	排尿を促す

整えましょう

私たちが呼吸をするとき、普段は意識することなく、自然に息を吸い、吐いています。しかし、自分の意思で深く呼吸をしたり、息を止めたりすることもできます。

また、呼吸は自律神経とも連動しています。交感神経が活発だと呼吸が速くなり、副交感神経が活発だと呼吸はゆっくりになるのです。逆に、ゆっくり呼吸をすることで副交感神経の働きを高めることができます。

もう一度、❶（P4）を見てみましょう。❺（P12）の自律神経の働きを照らし合わせてみると、「急にたくさんの汗が出る」ことをはじめ、多くの症状が、交感神経の働きすぎによって起

1分間に6回のゆっくり呼吸

「4秒で吸う」「6秒で吐く」の呼吸をくり返しましょう。
10秒で1呼吸、1分間で6回のゆっくりした呼吸です。
ゆっくりした呼吸をするだけで副交感神経の働きが高まります。

鼻から吸って、
鼻から吐きます

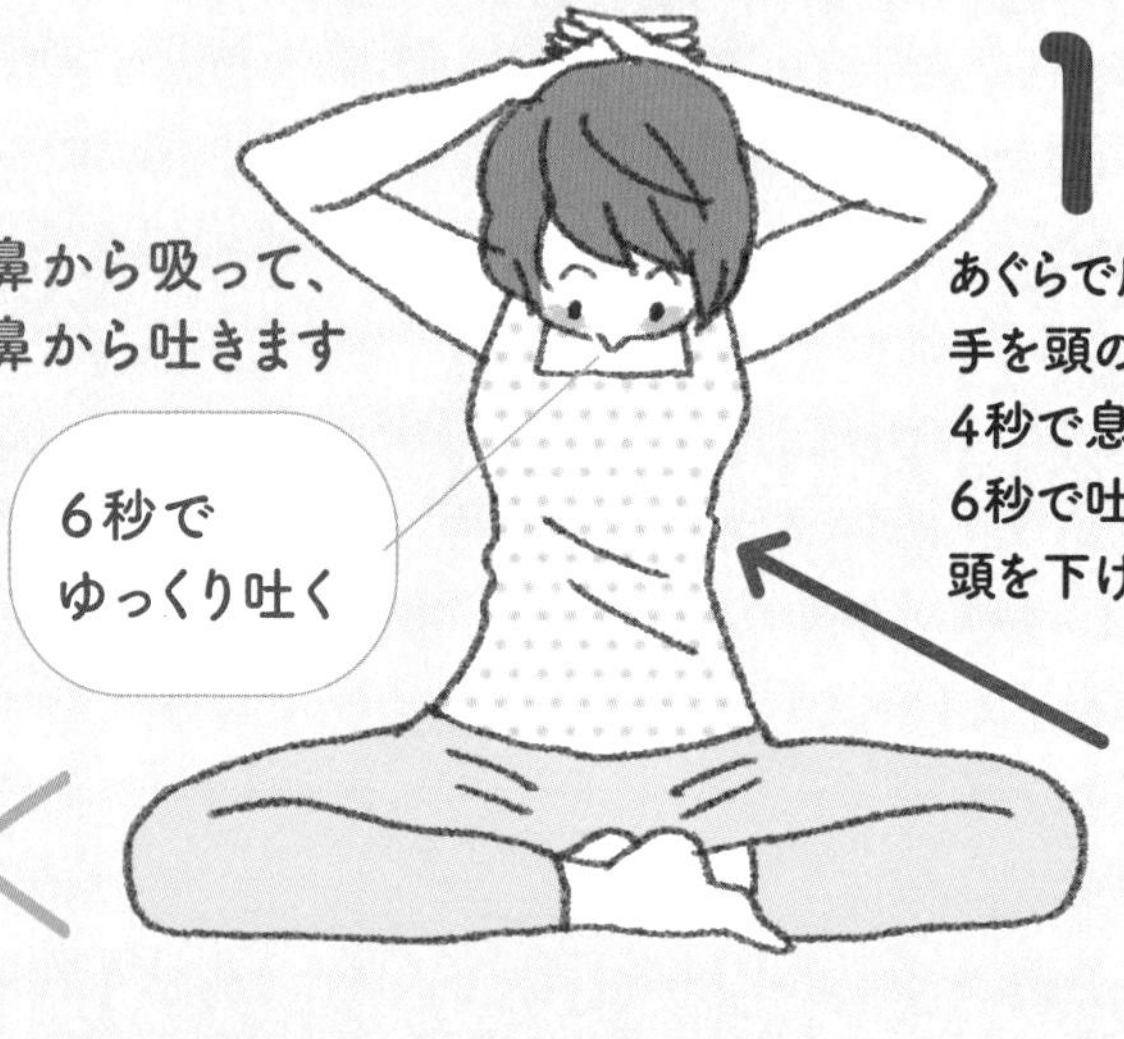

1

あぐらで座り、
手を頭の後ろで組む。
4秒で息を吸い、
6秒で吐きながら
頭を下げて足のほうを見る。

6 呼吸で自律神経を

きているともいえるのではないでしょうか？　つまり、副交感神経をもっと働かせて、交感神経とのバランスをとれば、これらの不調を改善できる可能性が高いわけです。そして、副交感神経の働きを高めるためには、「ゆっくり呼吸する」というシンプルな方法が効果的であり、いますぐにトライできます。

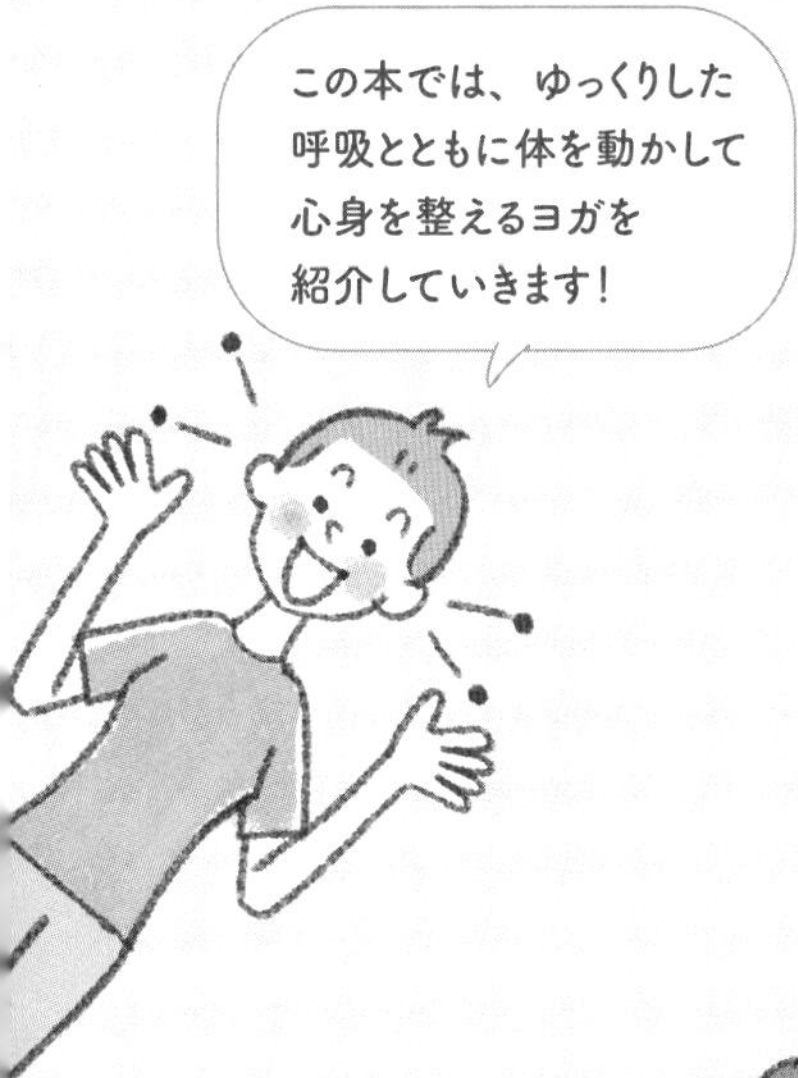
この本では、ゆっくりした
呼吸とともに体を動かして
心身を整えるヨガを
紹介していきます！

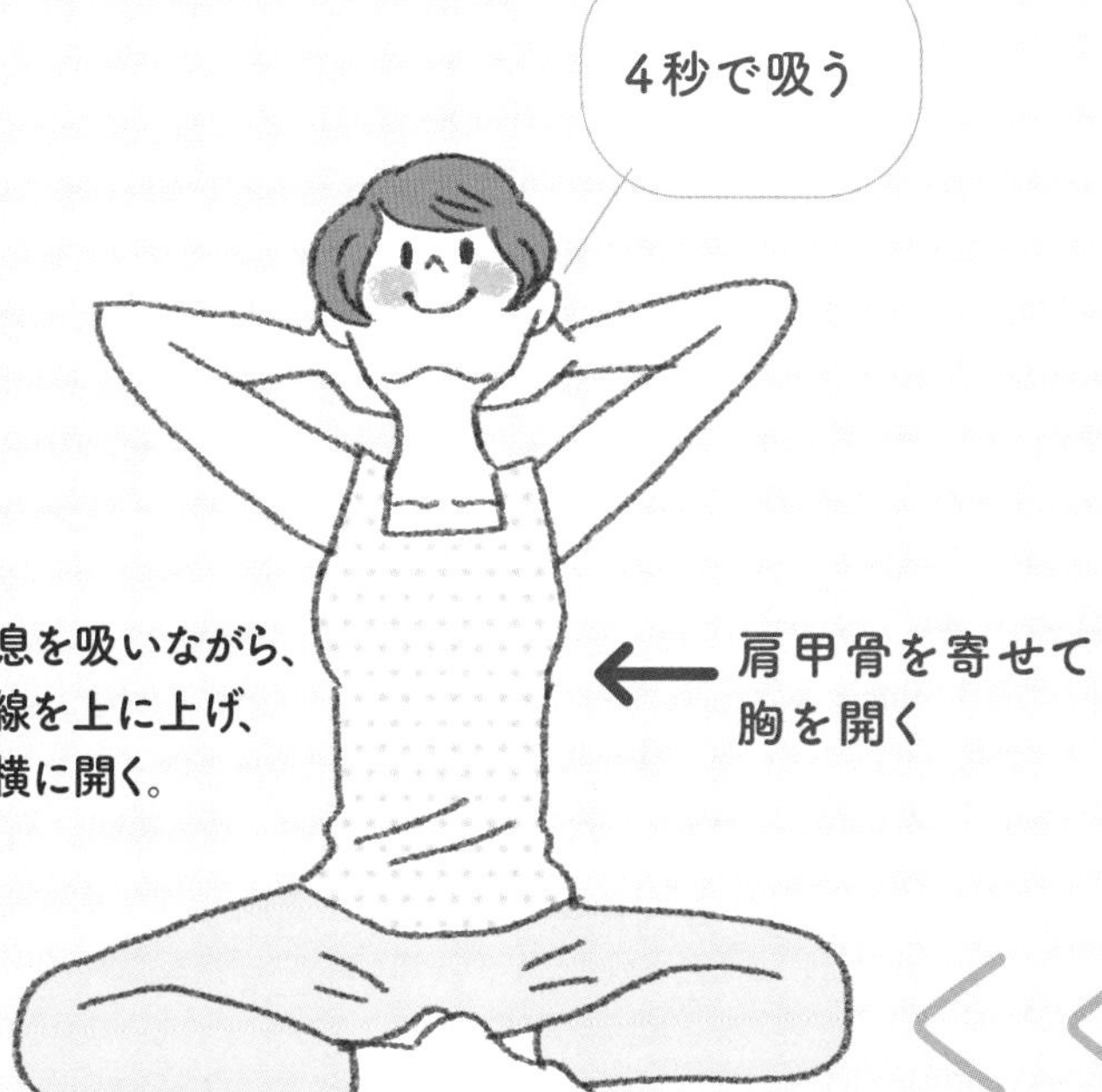
4秒で吸う
肩甲骨を寄せて
胸を開く

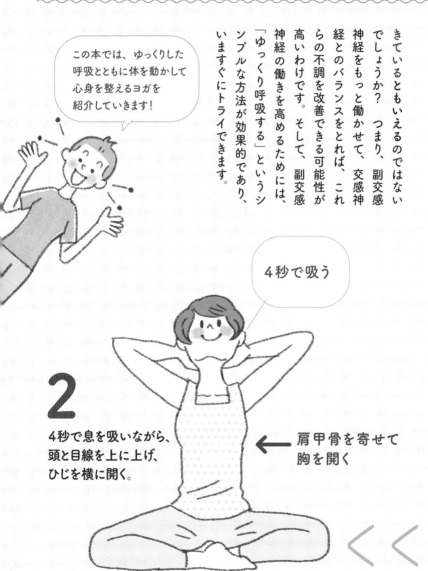

2

4秒で息を吸いながら、
頭と目線を上に上げ、
ひじを横に開く。

7 更年期指数チェック

下のリストで現在の不調の状況をチェックしてみましょう。

簡略更年期指数チェックリスト

1～10の症状について、当てはまる程度を選んで○をつけ、点数を合計してください

	症状	強	中	弱	無
1	顔がほてる	10	6	3	0
2	汗をかきやすい	10	6	3	0
3	腰や手足が冷えやすい	14	9	5	0
4	息切れ、動悸がする	12	8	4	0
5	寝付きが悪い、または眠りが浅い	14	9	5	0
6	怒りやすく、すぐイライラする	12	8	4	0
7	くよくよしたり、憂うつになることがある	7	5	3	0
8	頭痛、めまい、吐き気がよくある	7	5	3	0
9	疲れやすい	7	4	2	0
10	肩こり、腰痛、手足の痛みがある	7	5	3	0

〈出典〉小山嵩夫、日本医師会雑誌109；259-264.1993（一部改変）

強度の目安

強　毎日のように出現し、日常生活に支障がある
中　毎週みられる
弱　軽い症状があるが、あまり気にならない

チェックリストの見方

0~25点 ➡ これまでの生活を続けていきましょう。

26~50点 ➡ 食事、運動など生活習慣に注意して、無理をせずに過ごしましょう。

★51点以上 ➡ 婦人科や更年期外来を受診し、生活指導、カウンセリング、薬物療法などの適切な治療を受けることをお勧めします。

＊医療機関を受診する目安などを評価したもので、スコアの数値自体が更年期障害を示すものではありません。

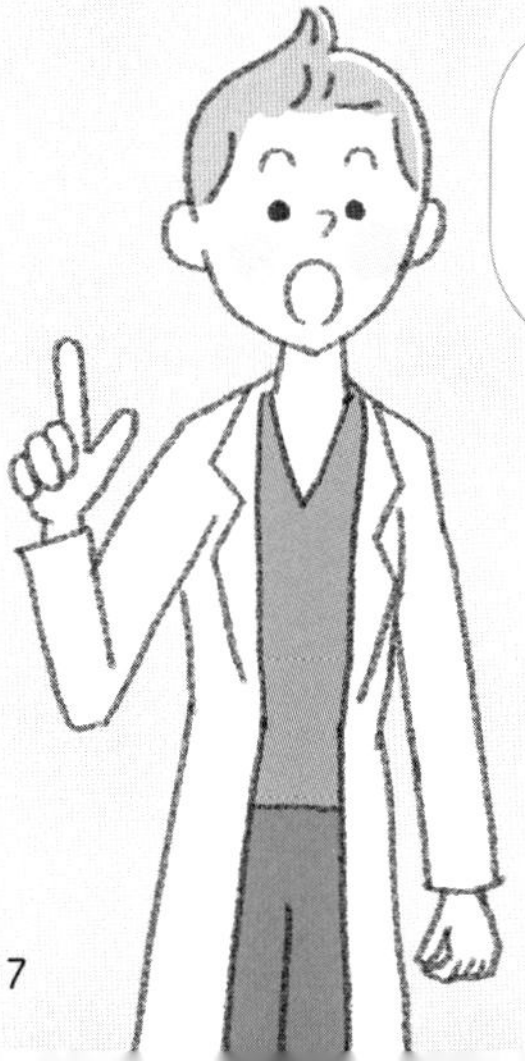

更年期にはまだ早い年齢＝生理が順調に来ているのに、当てはまるものがある人は➡P108も参考にしてください。

はじめに

「更年期」という言葉が気になって、この本を手に取ってくださったあなたへ。

私たちの親世代が更年期だったころ、世の中で「更年期」が語られることはほぼありませんでした。思うようには変わっていかないと感じるこの日本の社会も、そのころから小さな変化を積み重ね、女性の不調に向き合うことは、社会全体の課題である、という認識に移行しつつあります。

ただ一つ、更年期の不調の診断には、課題があります。「生活に支障が出ている状態」が対策すべき対象である、という点です。つまり、ご本人の主観がとても重要なわけです。

「私、もしかしたら困っているのかも」と自覚するのはあなた、困りごとに対して何かできることはないかと探すのもあなた、困っているから対策しようと行動に移すのもあなた、つまり、あなたの人生は、あなたが気づいてアクションを起こすことでより良くできる、ということ。

これから続いていく人生をあなたが思い描くような時間にしていく、そのベースには、〝ぼちぼち元気な体〟と〝まあまあ前向きな心〟が大切です。そのためのヒントをお届けできればと願っています。

2024年初夏

高尾美穂

第3章 更年期の悩みを「婦人科」で解決！ 57

column

Contents

第4章 更年期の不調をセルフケアで緩和！ 91

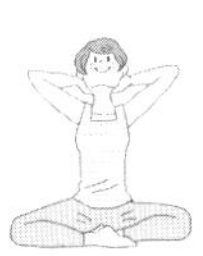

ヨガ＆運動

STAFF
デザイン／林 陽子（Sparrow Design）
イラスト／植木美江
カバー・帯写真撮影／村尾香織
編集／川島晶子
校正／向後真理

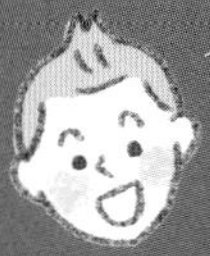

第1章

更年期についての「思い込み」をなくすQ&A

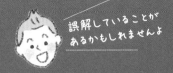

ホットフラッシュやイライラがなければ更年期症状ではない？

ホットフラッシュやイライラは代表的な更年期症状ですが、人によって症状はさまざま。
目立った症状が出ない人もいます。

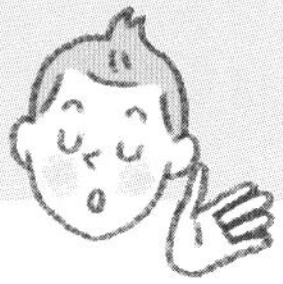

更年期の症状として、急にたくさんの汗をかいたり、顔や上半身が熱くなる**ホットフラッシュ**や、メンタルが不安定になってイライラしやすくなることなどがよく知られていますね。でも、誰にでもその症状が出るわけではありません。

たとえば、ホットフラッシュは起こらないけれど、ドライアイに悩まされるようになったり、気持ちがふさぎやすくなったりする人もいます。また、目立った不調や気になる不調が出ない人もいます。

更年期の年齢になって不調を感じているのに、ホット

フラッシュがないから更年期症状ではないと思い、対処が遅くなることがあります。

あらかじめ、更年期に起こる心身の変化を知っておきましょう。

更年期の主な症状

P4～5で主なものを紹介しましたが、更年期に現れることのある症状・変化を分類すると、次のようなものがあります。

皮膚・粘膜症状
皮膚の乾燥・かゆみ
目・鼻・口の乾燥

泌尿器・生殖器系症状
尿もれ・頻尿
腟の乾燥・かゆみ

精神的症状
イライラする
怒りっぽくなる
涙もろくなる
不安感・抑うつ
よく眠れない
やる気が出ない
食欲がなくなる

生活習慣病の進行
脂質異常症
動脈硬化の進行
骨量の減少

血管運動神経症状
のぼせ・ほてり
発汗（ホットフラッシュ）
冷え
動悸

全身的症状
疲れやすい
めまい
頭痛
むくみ
太りやすく、
やせにくくなる
髪が細く少なくなる
爪が割れやすくなる

運動器症状
腰痛
関節痛
肩こり
手指のこわばり
しびれ

Q2 重いか軽いかの差はあっても、誰にでも更年期障害が起こる？

誰にでも更年期は訪れますが、「更年期障害」は誰でもなるわけではありません。

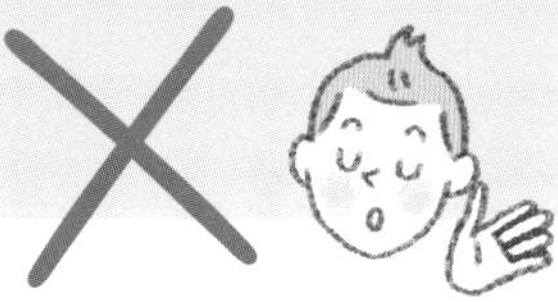

更年期障害は、「更年期の症状が日常生活に支障を来すほど重い状態」と定義されています。更年期に、実際にそのような重い症状が出る人は、全体の3割弱と考えられています。

一方で、更年期を迎えても、**とくに気になる症状が出ない人も約4割います。**

2022年に厚生労働省が行った意識調査では、次のような結果が報告されています。

①「医療機関を受診し、更年期障害と診断された」
40代女性＝3・6％　50代女性＝9・1％

②「更年期障害の可能性があると考えている」と回答した人
40代女性＝28・3％　50代女性＝38・3％

※更年期障害の可能性があると考えている人とは次の人の合計です。
・医療機関は受診していないが、更年期障害を疑ったことがある
・周囲から更年期障害ではないかといわれた
・別の病気を疑って医療機関を受診したら更年期障害の可能性を指摘された

③「更年期障害の可能性を考えたこと・疑ったことはない」と回答した人
40代女性＝60・0％　50代女性＝51・7％

①～③の結果からみても、40代・50代ともに更年期を迎えても、とくに不調に困っていない＝更年期障害ではない人は少なからずいると考えられます。

更年期障害は誰でもなるものではありませんし、更年期障害だとしても治療法や対策があるので、更年期を迎える前の年齢の人には、そこまで「更年期障害になったらどうしよう」と心配しなくて大丈夫とお伝えしたいです。

ただし、不調を感じなくても、心身の変化は間違いなく起こるので、どのような変化があるのかをぜひ知っておいてくださいね。

Q3 更年期っぽい症状があっても、我慢できる程度なら、病院には行かなくていい？

気になる症状があるなら、別の病気を見落とさないためにも、医療機関を受診してみてください。

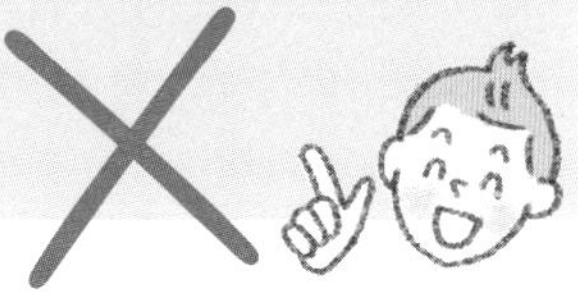

「我慢できる程度」というのは人それぞれで、我慢強い人は、早めに治療や対策をしたほうがよい症状を放置してしまう可能性があります。

更年期くらいの年代の女性には、リスクが高くなる病気があります。その中のいくつかは、更年期症状とよく似た症状が現れます。**そうした病気を見逃さないためにも、医療機関を受診すると安心です。**

また、深刻な病気ではなかったとしても、治療や対策をすることで不調が改善し、我慢しなくてすむようになるのなら、そのほうがいいと思いませんか？

女性は月経がある期間、多かれ少なかれ、不調を我慢して過ごしてきていると思います。月経にともなう不調にしても更年期にしても、女性ホルモンに体調を左右されて、100パーセントの力を出せない期間を過ごすのは、ある意味もったいないです。**不調は我慢するものでなく、「解決すべき課題」と考えて、アクションを起こしてみてはいかがでしょうか。**必要なときは専門家の力を借りて、必要でない我慢をしなくていい更年期を過ごしましょう。

更年期症状と似た症状が現れる主な病気については、別のページで解説していますので、各ページを参照してください。

甲状腺の病気（バセドウ病・橋本病）➡P113

メニエール病➡P123

関節リウマチ➡P127

うつ病➡P142

Q4 気になる症状がなければ、更年期になってもとくに気をつけることはない？

わかりやすい症状がなくても大きな変化が起こる時期なので、体の内側にも目を向けてみましょう。

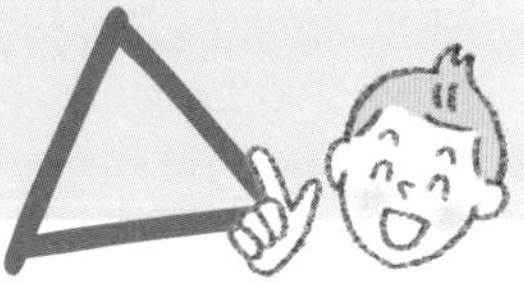

16ページのリストをチェックして、点数が25点以下だった人は、更年期を上手に過ごしているといえそうです。そんな方にも、少しだけ生活習慣の見直しをお勧めしたいです。

エストロゲンの恩恵（↓P６）を受けられなくなった体には、さまざまな変化が起こります。それ以前と比べると、**動脈硬化が進行しやすくなりますし、骨密度が低下する可能性も高まります**。でも、血管や骨の健康状態は、外から見ただけではわかりません。重篤な疾患が起こったり、骨折してから気づいたのでは遅いですね。

更年期の入り口にあたる45歳前後は、日本人女性の平均寿命から見ると、人生のほぼ折り返し地点です。更年期だけでなく、その先も健康に過ごすために、まずは骨密度を測ってみるなど、**外からは見えない変化にも目を向けて行動するのもお勧め**です。

また、不調なく過ごせていても、実は運動不足だったり、仕事が忙しすぎるような人は、この時期を一つの節目ととらえて、「運動を始めてみよう」「もう少し自分のための時間を持つようにしよう」など、これまで思っていたことを実践してみてはいかがでしょうか。それはきっと、将来の自分のためになるでしょう。

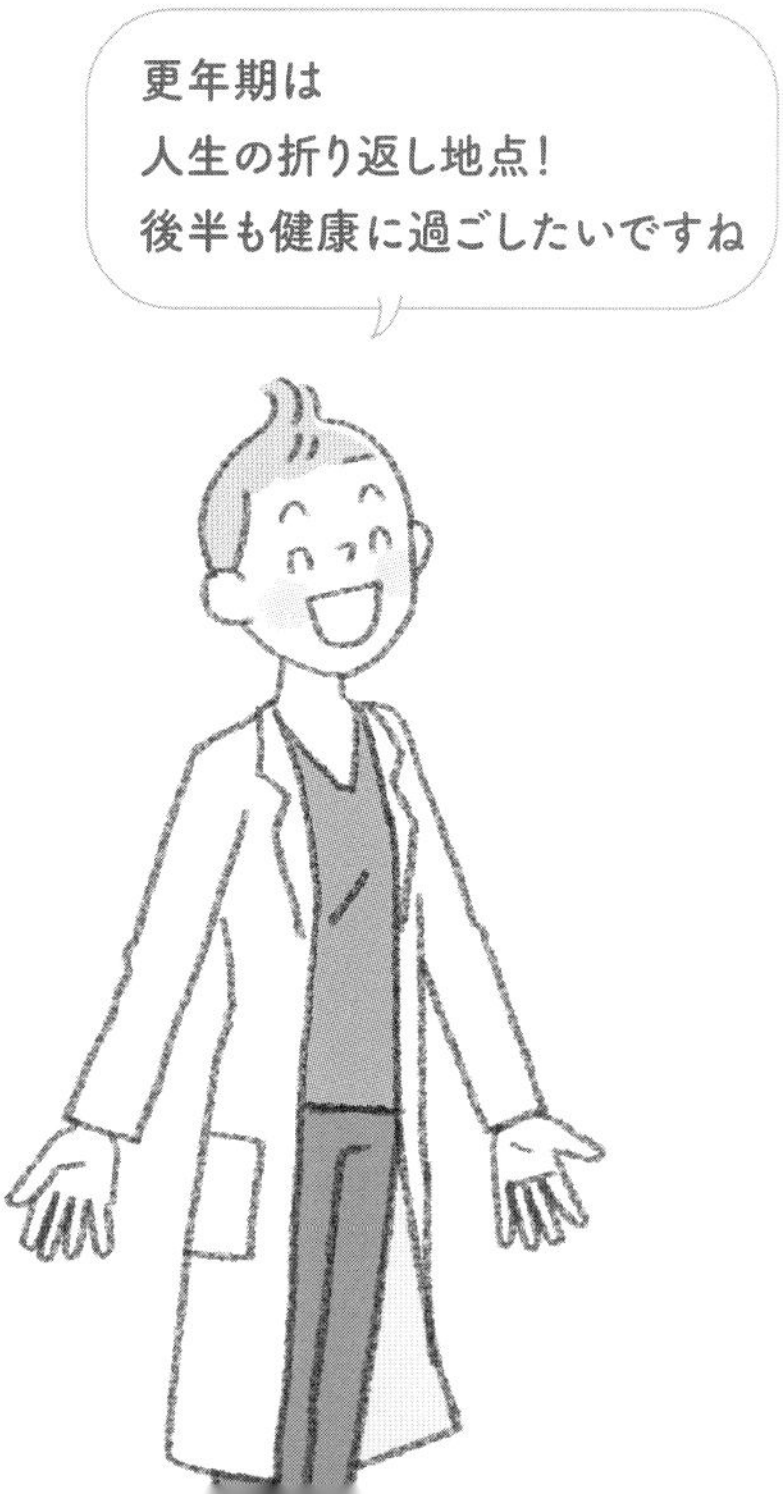
更年期は
人生の折り返し地点！
後半も健康に過ごしたいですね

Q5 更年期のことは、更年期になってから考えるのでは遅い？

更年期に差しかかる前に考えておきたいこともあります。生活習慣は急には変えられないので、「助走」を始めるのもいいですね。

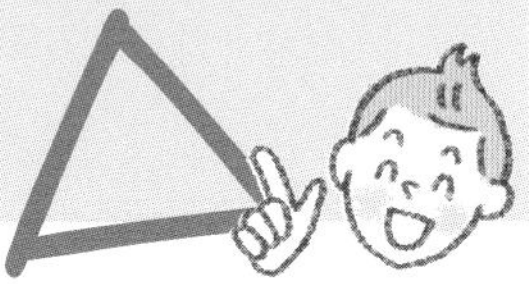

更年期になり、エストロゲンの分泌が減少すると、それまでの健康診断ではまったく問題がなかったのに、ある年から中性脂肪や悪玉コレステロールが増えていたり、血圧が高くなっていた……ということが起こり得ます。

そこで、生活習慣の見直しが必要になることがありますが、**食事・運動・睡眠などの日常の習慣は、変えようと思っても、なかなかすぐには変えられないものではないでしょうか？**

更年期になれば、中性脂肪や悪玉コレステロールが増える可能性が高いことは、医学的にも、多くの女性たちの経験からもわかっている事実です。であれば、更年期に差しかかる少し前から生活習慣を見直してみるのもいいでしょう。

また、**性成熟期（月経が順調に来る年代）においてPMSの症状が重い人は、更年期の症状も強く出る傾向があるという報告もあります。**そのことを知って心構えをしておくだけでも、いきなり不調に見舞われてあわてるよりはよさそうです。**月経困難症やPMSにきちんと対策することも大切です。**性成熟期から、婦人科の受診を継続するのもお勧めです。

8ページでも見たように、自分の健康に起こりそうなことの中には、ある程度は予測できることがあります。少し先のことに備えて、対策を考える。そうやって不安要素をできるだけ少なくしておけば、心身の負担も軽くなります。とくに更年期には心も不安定になりやすいので、早めに対策を考えることをお勧めします。

Q6 更年期にイライラしてしまうのは仕方ない？

精神的な症状にも治療法があります。ただし、周囲にイライラを見せないように無理しすぎるのも、ストレスのもとに。

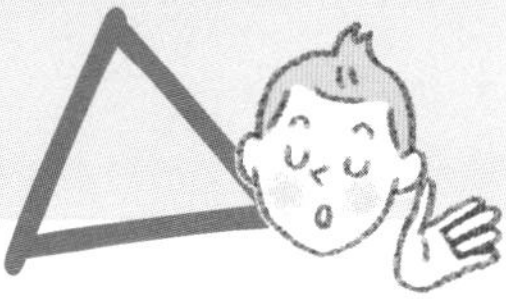

更年期に現れやすい精神的症状には、「イライラする」「怒りっぽくなる」「急に涙が出てしまう」「気持ちがふさぐ」「やる気がでない」「よく眠れない」などがあります。更年期にメンタルが不安定になるのは、エストロゲンの分泌量が減ったかと思うと、また少し増え、また減って……と、分泌が不安定になることが主な原因です。

こうした**精神的症状も、身体の症状と同じように、ホルモンを補う治療や漢方治療などで、ある程度改善が期待できます。**また、自律神経を整えることで気持ちを安定させるなど、さまざまな対処法もあります。身体的な症状がなく、メンタルの不調だけ感じているような場合も、一度、婦人科を受診してみることをお勧めします。

できる対策をしたうえで、まだ気持ちが不安定になる部分については、周囲の人に理解を求めてもいいのではないでしょうか。

「更年期だと気づかれたくない」という微妙な心理が働いて、がんばりすぎてしまう人もいますが、無理をして気持ちを抑え込んでいると、そのことがストレスを大きくしてしまい、体調の悪化につながることもあります。

また、「イライラしている自分が嫌」と、自分を責めてしまうこともあるでしょう。そんなときは、イライラしている自分や、涙もろくなっている自分をそのまま、「いま私は、こういう状態なんだな」と客観視してみるのも一つの方法です。

完璧になろうとせずに、「できるだけ波を小さく、この時期をやり過ごそう」というくらいの気持ちがちょうどよいかもしれません。

Q7 職場では、更年期であることを言い訳にできない？

職場でこそ、周囲の理解が必要です。不調のあるときは遠慮なく休めると思うだけで、ラクに過ごせるかもしれません。

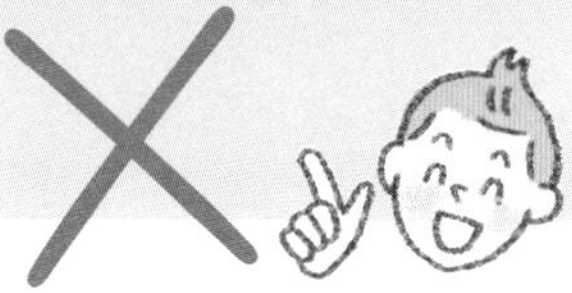

更年期の症状があれば、仕事にまったく影響が出ないというわけにはいかないのではないでしょうか。無理をして同じペースで働き続けるより、不調のあるときは調整して、**体調を悪化させないようにすることを優先させましょう**。相談できる産業医がいれば、早めに相談してみてください。

現状では、「更年期の体調の悪さを、同僚には言えても、異性の上司には言い出しにくい」という職場環境がまだまだ多いと思います。休みをとりにくいために、医療機関を受診するタイミングが遅くなってしまったという話も聞きます。もう、そういった働き方は、時代に合わせて変わっていくことが望ましいでしょう。

そもそも、**仕事に影響が出るような不調を感じたときは、まず、それが更年期による不調なのかどうかを医療機関で相談してみることが大切**です。そして、実際に更年期症状だとわかれば、適切な対処をして、症状を改善することができます。

不調をすっかり改善することはできなかったとしても、それを気にしなくていい職場の雰囲気や、無理せずに働ける環境が整っていれば、だいぶラクに過ごせそうですよね。そうした環境づくりのためにも、相談しやすい周りの人に相談してみたり、休みをとるようにするなど、できることからしてみてはどうでしょう。

ただただ我慢をしていると、不調を見せないようにしていても、周囲の人には「我慢している」とわかるものです。更年期を迎える前の女性の同僚がそれを見たら、「更年期ってツラそう……」と、不安になるかもしれません。それよりも、できるだけ不調を改善して、無理せずに働く姿を見せられれば、「自分が更年期を迎えても、乗り切れそう」と、ポジティブな循環につながる可能性があります！

女性にも男性にも起こる“更年期ロス”

「更年期ロス」という言葉が聞かれるようになりました。これは、更年期の症状が原因で、仕事にマイナスの影響が表れることを指します。更年期症状のために仕事を辞めざるをえなかった、人事評価が下がった、昇進を辞退した……などです。

2021年に行われた大規模アンケート※では、治療が必要なレベルの更年期症状がある女性のうち、**9.4%が「仕事を辞めた」**と回答しました。この結果をもとに、40～50代女性全体で、更年期症状が原因で離職した人を推計すると、46万人に上るということです。

いま日本社会では、女性の管理職を増やすことが求められていますが、働き盛りである40～50代が更年期に当たることが、その実現を遠ざける一因になっていると考えられます。

このアンケートは男性にも行われており（男性の更年期の医学的定義はないが、ホルモンの減少が関係して不調が起こることがあると考えられている）、男性も、更年期症状が原因で離職した人は11万人に上ると推計されています。

更年期症状による離職の経済損失は、男女合わせて年間約6300億円になるそうです。「更年期ロス」は社会全体で解決すべき課題となっているのです。

これまで、更年期を社会でサポートしようという意識は低いものでしたが、今後、休暇などの制度を整え、治療などによって改善する人を増やしていけば、「更年期ロス」は防ぐことが可能なはずです。

※「NHK」「女性の健康とメノポーズ協会」「POSSE」「労働政策研究・研修機構」「＃みんなの生理」の共同企画により実施。

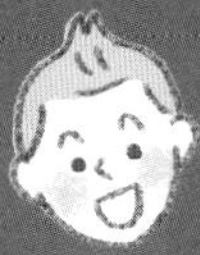

正しく知れば
不安が解消します

第2章

更年期についての「不安」をなくすQ&A

Q そもそも「更年期」って何？

A

すべての女性が経験する時期のこと。閉経前の5年＋閉経後の5年の期間が更年期と定義されています。

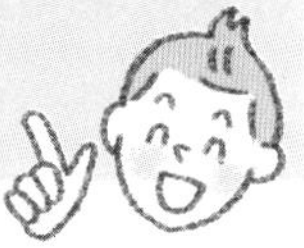

あらためて、更年期の定義を確認しましょう。閉経を挟んで、閉経前の5年間と閉経後の5年間、合わせて10年の期間を更年期といいます。

卵巣の活動が終わりを迎え、月経が来ない状態が12か月続いたときに、最後の月経を経験した年齢を「閉経年齢」と呼びます。数か月、月経が来ない時期があっても、その後、月経が一度でもあれば、そのあとからまた数え直して12か月来ない場合が閉経です。ですから、いつ閉経したか、更年期がいつ始まったかは、あとから振り返って「あのときだった」とわかることになります。

更年期と定義される期間は10年ですが、閉経前の5年と、閉経後の5年とでは少し状況が違います。閉経前の5年は、エストロゲンの分泌が少なくなったかと思うと、また分泌が増え、また減って……とアップダウンをくり返します。**この更年期の前半が、いちばんの〝ゆらぎの時期〟です。**この時期には、そもそも出血のタイミングを把握できず、困るケースも多いでしょう。また、ホルモンのゆらぎによって自律神経のバランスが乱れるため、「体温の調節がうまくいかない」「メンタルが不安定になる」など、さまざまな不調が出やすくなります。

閉経後の5年、つまり**更年期後半は、出血に困ることはなくなりますが、エストロゲンの分泌がほぼなくなることによる不調が出やすくなります。**目・鼻・口・性器などが乾燥したり、手指がこわばるなどの症状が出るほか、エストロゲンが防いでくれていた「脂質異常症」「動脈硬化」「骨粗しょう症」「うつ」などのリスクが高まります。

更年期に起こるさまざまな症状を**更年期症状**といいます。そして、その症状が日常生活に支障が出るほど重い状態を**更年期障害**といいます。更年期＝更年期障害ではないことをちゃんと認識しておきましょう。

Q2 更年期症状が軽い人と、重い人がいるのはなぜ？

A

性格（キャラクター）や、環境ストレスなどが影響していると考えられています。

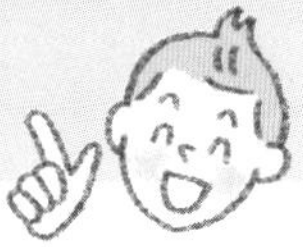

更年期に起こるさまざまな症状のいちばんの原因は、卵巣機能の低下による女性ホルモン・エストロゲンの減少（内分泌的要因）です。**この内分泌的要因に加えて、性格的要因（キャラクター）や、環境的要因が関係して症状が現れる**と考えられています。

たとえば、性格的要因では、真面目で、自分のことはあと回しにして人の世話をやくようなタイプの人は、更年期症状が重いというデータがあります。

環境的要因としては、更年期の年代には、大きなライフイベントがあることも多く、その中で、親の死去、子

更年期症状の要因

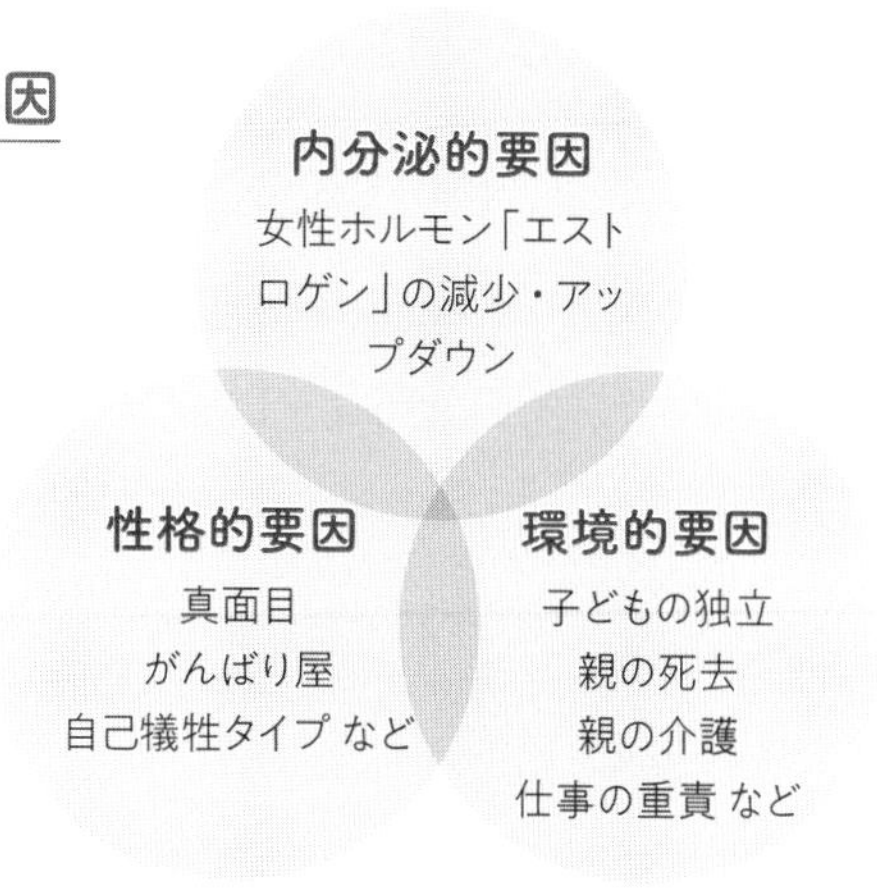
内分泌的要因
女性ホルモン「エストロゲン」の減少・アップダウン
性格的要因
真面目
がんばり屋
自己犠牲タイプ など
環境的要因
子どもの独立
親の死去
親の介護
仕事の重責 など

どもが独立して離れる、ペットロスなどの喪失体験や、つらい経験などが影響することがあるといわれています。内分泌的要因では、後述する「エクオール産生能」（➡P85）が低い人は、更年期症状が重いという報告もあります。

これらの要因が影響するために、更年期の不調の軽い人と重い人の違いが出ると考えられます。

内分泌的要因に対しては、確立された治療法があります。性格的要因や環境的要因の影響については、周囲の人の助けも借りて、楽に生きる考え方や、ストレスを解消する方法を一つでも多く持っておくことが予防・改善につながります。これから更年期を迎える人も、いま更年期の人も、できるだけストレスを抱えないライフスタイルを目指していきましょう。

Q3 月経はどんなふうに終わるもの？

A

気づいたら月経が来なくなっていた、というパターンもあれば、来ないと思っていたら急に来て困るパターンなど、人それぞれです。

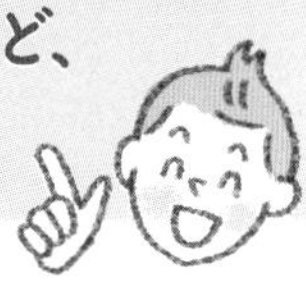

はじめは月経周期が短くなっていき、次第に月経の間隔が空くようになり、経血量も減って、気づいたら1年以上、月経が来ていなかった……というのはハッピーなパターンですね。

何か月も月経がないので、閉経したのかと思っていたら急に来て、あわてて生理用品を買いに行ったなど、月経が終わりそうで終わらないパターンもよくあります。経血量も多かったり少なかったりとバラついて、何となく、卵巣機能が低下していると感じることもあるかもしれません。

日本人女性の平均的な閉経の年齢は50・5歳ですが、早い人では40代前半で閉経しますし、遅い人では60歳手前ということもあります。

閉経が早いのと遅いのと、どちらが良いということはありませんが、早く閉経するということは、その時点からエストロゲンに守られなくなるという意味なので、生活習慣病や生活習慣病が原因となる脳卒中、骨粗しょう症などのリスクが早くから高まる可能性があります。

閉経が遅い場合は、月経からなかなか解放されないので、出血や月経にともなう不調をわずらわしく感じる人もいるでしょう。また、子宮内膜症や、エストロゲン依存性の乳がんなどのリスクが高くなります。

もう一つ気をつけたいのは、**経血量の変化や不規則な出血を、更年期による月経のバラツキだと思って病気を見逃してしまう**ことです。経血量が異常に多い場合は子宮筋腫や子宮腺筋症が原因であったり、不規則な出血は子宮体がんによるものである可能性もあります。更年期の年代に経験しやすい病気があることを知っておき、婦人科で検査を受けることも大切です。

Q4 月経がなくなるのは、女性としてツライこと？

A 閉経したあとの、女性ホルモンに振り回されなくなる毎日も悪くないはずです。

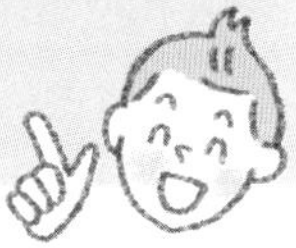

更年期の世代において、とくに気になる症状がない人でも、「閉経したらどうなるんだろう……」と不安になることがあるかもしれません。

閉経に向かって卵巣機能が低下していく時期は、エストロゲンの分泌のアップダウンに揺さぶられて、更年期の不調が現れます。でも、**閉経してエストロゲンの分泌がほぼなくなれば、ゆらぎによる不調はなくなって徐々に落ち着いていきます。**

月経が来なくなることで、「女性でなくなってしまうみたい」と、自分に自信をなくす人もいますが、**月経困**

難症やPMSでつらい思いをしてきた人にとっては、ようやく、そのつらさから解放されるともいえるわけです。「これからは女性ホルモンに振り回されない毎日を過ごせるんだ」と、前向きにとらえてはどうでしょうか。

閉経を迎える前に、卵巣や子宮を病気で摘出する人もいますが、だからといって、女性でなくなるわけではありません。人生にはところどころ節目がありますが、それを境に、まるで人が変わってしまうようなことは、まずないでしょう。

ちょっと寂しいような気持ちになったとしても、閉経後のほうが、落ち着いて何かに取り組める生活が送れるかもしれません。できるかぎり不調を遠ざけて更年期を過ごし、その先の人生も大いに楽しみましょう。

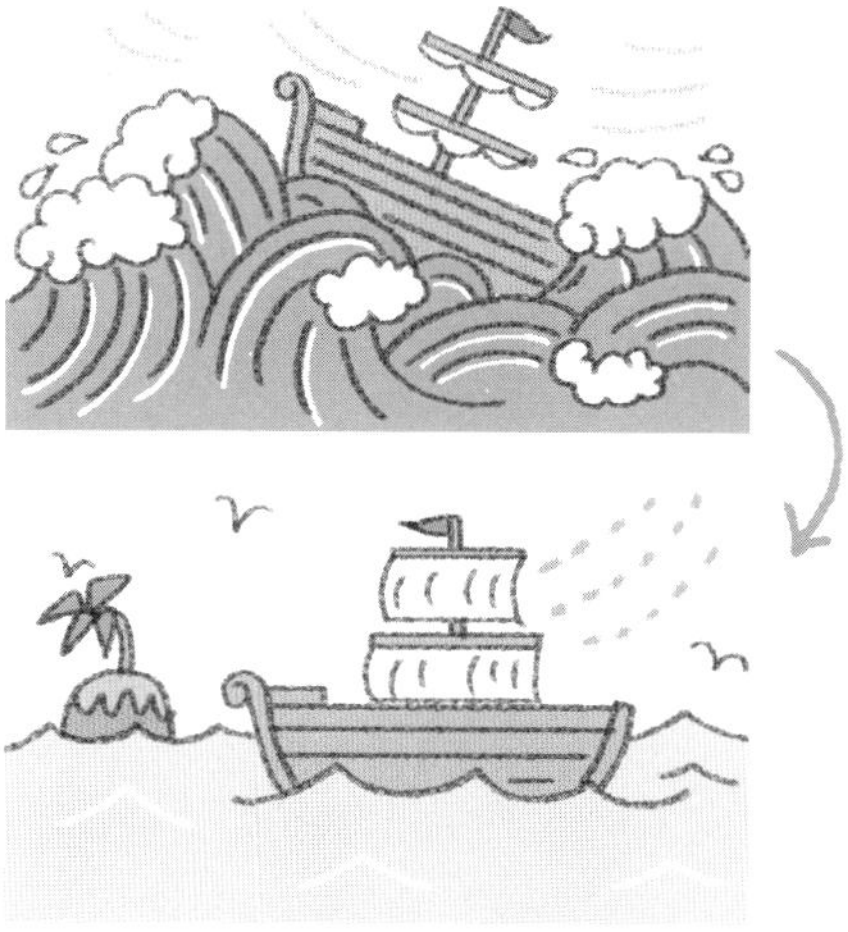

女性ホルモンに振り回される日々から、
穏やかな毎日に変わっていきます

Q5 更年期症状・更年期障害は治療できる？

A
減ってしまったエストロゲンを補う方法や、漢方で不調を整える方法、生活の中で自分でできることもあります。

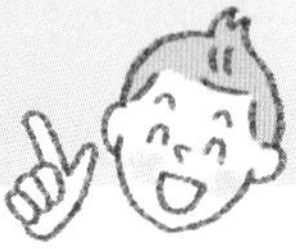

更年期症状・更年期障害の治療法は主に二つあります。一つは、エストロゲンが減るために起こる不調を、シンプルにエストロゲンを補うことで治す**ホルモン補充療法（HRT）**です。

ホルモン補充療法は、女性ホルモンの「エストロゲン」と、多くの場合はバランスをとるために、もう一つの女性ホルモン「黄体ホルモン」も同時に補います。

この治療とは別に、エストロゲンに似た働きをする**エクオール**をサプリメントでとる方法も推奨されています。

もう一つは、**漢方**による治療です。漢方は、その人の性質や、体のタイプに合わせた漢方薬を用いて、全体の状態を底上げすることにより不調を改善します。

「更年期の不調は治療できる」という認識が、まだまだ一般的になっていないように思います。そのために、しなくていい我慢をしている人が多いのではないでしょうか。**「更年期は、治療すればラクに過ごせる」ことを、ぜひ知っておいてくださいね。**

治療とともに、生活の中でできる**セルフケア**を実践することも大切です。そのときの不調を改善する効果的なセルフケア法もありますし、生活習慣を見直してみることが更年期以降の健康にも役立ちます。

それぞれの治療とセルフケアについては、次のページで詳しく解説します。

ホルモン補充療法（HRT）⬇P64〜
漢方⬇P78〜
エクオール⬇P84〜
セルフケア⬇第4章（P92〜）

Q6 ホルモン補充療法（HRT）って、安全なもの？

A HRTは乳がんのリスクを高めると思っている人がいますが、その心配はほとんどありません。

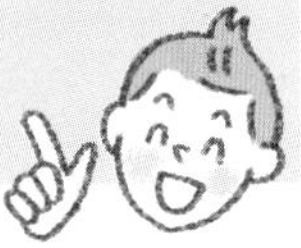

前の項目（↓P50）で述べた「ホルモン補充療法（HRT）」は、最も効果を期待できる、更年期症状・更年期障害の治療法です。ですが、欧米の多くの国で、HRTを行う人が40％前後いるのに比べ、日本でHRTを行う人は数％～10％前後とかなり少ない印象です。

HRTに不安を感じる理由の一つとして、「乳がんになりやすくなる」と不安に思っている人が少なからずいるようです。なぜ、そういうイメージが生まれたかというと、アメリカで行われた大規模調査の2002年中間報告をもとに、「HRTを行うと乳がんの発症率が上がる」と大々的に報道されたことが背景にあります。

ところが、この研究の調査対象者は、HRT開始年齢が平均63歳と高齢であったり、肥満度の高い人、喫煙者などが多く含まれているという問題がありました。そのため、この調査報告は再分析され、その後の多くの研究からも、**「HRTが乳がん発症に及ぼす影響はごくわずか」と結論づけられています。**

もう少し詳しく見ると、HRTでは、エストロゲン単独を補充することで子宮体がんのリスクが上がるのを抑えるため、エストロゲンと黄体ホルモンの両方を補充する方法が一般的で、「5年以上継続して行うと、乳がんの発症リスクが少し上がります。「少し」というのがどの程度かというと、**「飲酒の習慣がある人と同程度か、それ以下」で、ほとんど心配しなくていいレベルです。**『ホルモン補充療法ガイドライン』では、5年未満であればリスクは上がらないとしています。また、子宮を摘出後の人には、子宮体がんのリスクがないため、エストロゲンを単独で補充する方法を選びますが、この場合は少なくとも7年未満であればリスクは上がらないとしています。

ぜひ情報をアップデートして、正しく知っていただければと思います。

Q7 婦人科を受診するのに、ハードルを下げる方法はある？

A 「何でも相談できる、かかりつけ医を探しに行こう」という気持ちで出かけてみるのはどうでしょう。

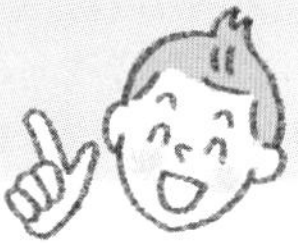

病院は、そもそも喜んで行く場所ではないかもしれませんが、その中でも婦人科は、受診のハードルが高い診療科かもしれません。かかりつけの婦人科がなければ、どこの医療機関を受診したらいいのか探すところから始めなければならないので、なおさらです。

早めにかかりつけの婦人科を持っておければベストですが、更年期の始まりあたりをきっかけに、「かかりつけ」を持つのもいいのではないのでしょうか？ たとえば月経周期が乱れたら、そこまでツライ症状がなくても受診して、出血の変化について相談してみるのもお勧めです。一度、自分の体調について知っておいてもらえば、その後、何らかの不調で受診する際にも診察がスムーズです。また、閉経後に「コレステロール値が高くなってしまって……」といった相談もできるのが、かかりつけ医のいいところです。

婦人科受診のハードルを高く感じるいちばんの理由は「内診が恥ずかしいから」、ということもよくわかります。どうしても抵抗がある場合は、「まずは相談から」と内診を断ってもOKです。もちろん、婦人科の病気がないかを確かめるために、内診が必要であるという点は理解していただければと思います。

ためらう気持ちがあっても、あまり深刻に考えずに、**「ちょっと苦手なこともたまにトライ!」という気持ちでのぞんでみることをお勧めします。**行くまでのハードルは高くても、行けばいろいろなことを相談できて、頼りになる場所になると思います。

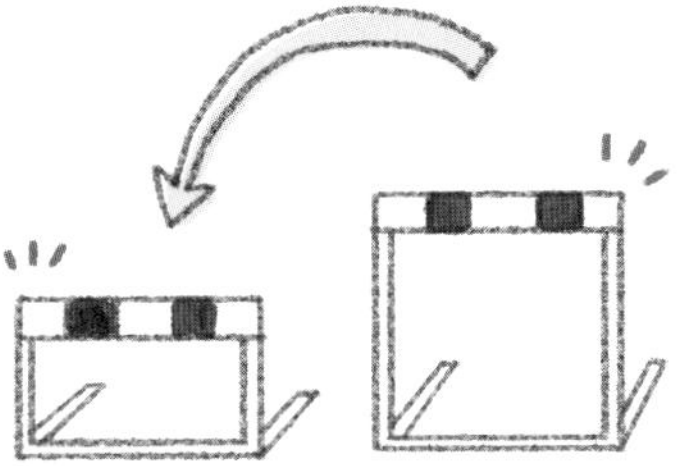

更年期は心と体、生活を見直すきっかけに

ここまで見てきたように、女性にとって更年期は、人生の一つの節目で、折り返し地点でもあります。

エストロゲンの変動に振り回されて、体調が大きくゆらぐこともありますが、この時期が過ぎれば、ゆらぎによる不調を感じずに過ごせるようになるでしょう。

もちろん、更年期にもできるだけ不調に悩まされることなく過ごしたいものです。そのためには、**まず正しい知識を持って、正しく対処する**ことです。正しい知識を持つだけでも、不必要な心配をしなくてすむようになりますし、治療や対策をすることの大切さもよくわかるでしょう。あとは、それを行動に移すだけですね。

できる対策の中には、「生活習慣の見直し」も含まれます。更年期になれば、大きな不調はなくても、以前より疲れやすくなったり、寝付きが悪くなったり、食べすぎているつもりはないのに体重が増えたり……と、人それぞれ何かしらの変化があるものです。その変化に気づいたら、いまの生活習慣をそのまま続けていいのか、何かできることがあるのではないかと、見直しをするきっかけにしましょう。

ストイックになるということではなく、むしろ自分を甘やかす機会を持ったり、リラックス法を身につけたり、生活習慣を変える方法はいろいろです。**新しい生活習慣は、思った以上に楽しいものかもしれませんよ。**

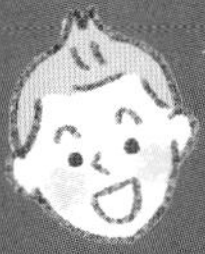

第3章

更年期の悩みを「婦人科」で解決!

受診の流れがわかっていれば安心

ほかの病気がないかを検査する

更年期障害を疑って婦人科を受診する場合、どのような診療を行うのか前もってわかっていれば、少し気がラクになるかもしれませんね。

診療は、症状を詳しく聞き取る「問診」から始まり、いくつかの検査を行います。検査の主な目的は、ほかの病気が隠れていないかを確かめることです。更年期世代では、婦人科系や甲状腺などの病気になるリスクも高いので、一つひとつ検査して「この病気ではない」と除外することで、はじめて更年期障害と診断することができます。これを「除外診断」といいます。**「更年期障害だと思い込んだために、ほかの病気に気づけなかった」となってしまわないようにする**ための重要なステップです。

「困っていることを整理しておく」ことがコツ

更年期には、いくつもの症状が体にも心にも出ることがあるため、問診で聞かれたときに、「あれも、これも……」となってしまって、いちばん何に困っているかをうまく伝えられないことがあります。そこで、まず困っていることを箇条書きにして整理し、そのメモを持って受診することをお勧めします。

診察の流れ

問診

問診票の記入、医師による聞き取り

生活習慣の聞き取り（飲酒、喫煙、運動習慣、睡眠時間など）

更年期指数をチェックすることも（➡P16）

検査

身長、体重、血圧測定（問診に含まれることも）

血液検査

内診（子宮・卵巣の病気がないかの検査）

乳房検査

骨密度測定 など

※必要に応じて、耳鼻科・整形外科・心療内科／精神科・内科などの受診も指示されることがある

診断

更年期障害と診断されれば、症状や生活スタイルに合った治療法を決める

治療方針決定

問診により更年期障害の可能性があれば、必要に応じて次のような検査を行います

● 血液検査

血液中の女性ホルモンの濃度を調べることがあります（➡P61）。ただし、**必須の検査ではなく、**月経周期の変化である程度、ホルモンの状態を把握することができます。女性ホルモンの濃度は変動するので、血液検査だけで更年期かどうかの診断はできません。

また、甲状腺の病気でないかを調べるため、甲状腺ホルモン・甲状腺刺激ホルモンを測定することがあります。コレステロール・肝機能・貧血などの数値もチェックします。

● 内診、超音波検査、細胞診など

内診では子宮や卵巣の状態を確認します。子宮頸がん・子宮体がん・子宮筋腫・子宮内膜症の可能性を念頭に、経腟超音波検査や細胞診を行うこともあります。直近の子宮頸がん検診結果があればぜひ持っていきましょう。

● 乳房検査

マンモグラフィまたは超音波検査で乳がんの有無を調べます。婦人科ではなく乳腺クリニックなどで行うことが一般的です。直近の乳がん検診の結果があればぜひ持っていきましょう。

● 骨密度測定

骨粗しょう症のリスクを調べることもあります。閉経後は骨密度が低下していることも多く、治療法を選ぶ際に参考にします。

ホルモン濃度の変化で更年期を調べる

女性ホルモンの一つであるエストロゲンには3種類あり、それぞれ作用の強さなどが異なります。卵巣以外からも分泌されるものもあります。更年期症状の検査では、**エストラジオール(E2)**の濃度を調べます。
また、脳の視床下部からの指令を受けて、下垂体で分泌される**性腺刺激ホルモン**（➡P11）の濃度も調べます。性腺刺激ホルモンも2種類あり、そのうち、卵巣にエストロゲンを分泌させる引き金のような役割をする**卵胞刺激ホルモン(FSH)**を測定します。発育初期の卵胞から分泌されるホルモンである抗ミュラー管ホルモン(AMH)の値を参考にすることもあります。

エストロゲンの種類

エストロン（E1）	卵巣のほか、副腎や脂肪組織でもつくられる。閉経後にも分泌される、ごくわずかのエストロゲン。
エストラジオール（E2）	閉経前までの主要エストロゲン。
エストリオール（E3）	エストロン、エストラジオールから変換される作用の弱いエストロゲン。妊娠後期は胎盤から多量に分泌される。

性腺刺激ホルモンの種類

卵胞刺激ホルモン（FSH）	卵巣に「卵胞を育てる」指令を出してエストロゲンの分泌を促す。
黄体形成ホルモン（LH）	排卵直前は卵胞を刺激して排卵を促し、排卵後は卵胞を黄体に変化させるように働きかける。

更年期に入ると**E2**が乱高下しながら減少していき、エストロゲンを分泌させようとする**FSH**の値はゆるやかに上昇します。
閉経を迎えると、FSHは高値で安定、E2は低値で安定します。

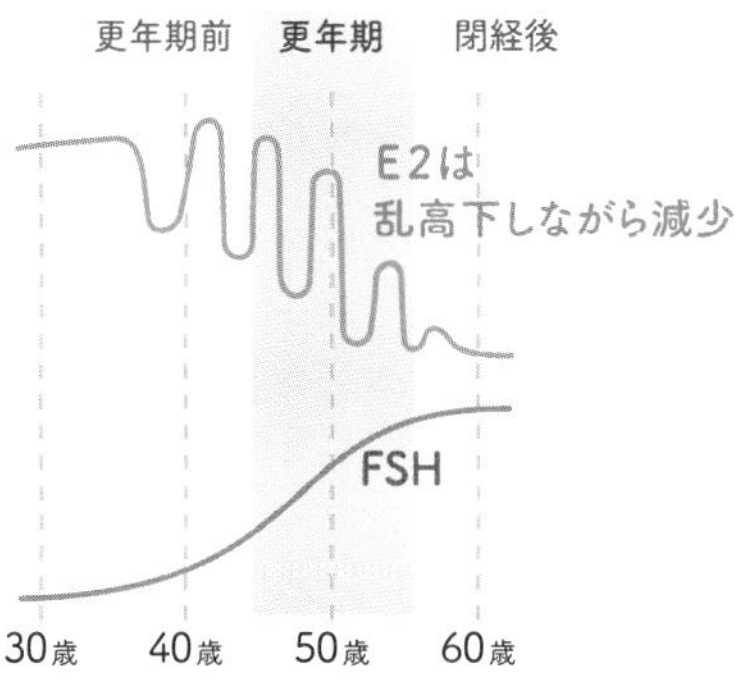
更年期前
更年期
閉経後
E2は
乱高下しながら減少
FSH
30歳
40歳
50歳
60歳

治療の基本は「補う」「整える」

十分な説明を受けて治療の選択を

婦人科を受診して、気になっている不調が更年期障害だと診断されれば、治療法を検討します。

50ページで述べたように、**治療の二つの柱はホルモン補充療法（HRT）と漢方**です。多くの症状に対して、いちばん効果を期待できるのはHRTです。更年期前半の**エストロゲン分泌量が激しくゆらぐ時期の不調と、閉経以降のエストロゲンがほとんど分泌されなくなった時期の不調のどちらにも有効性が高い**ことがわかっています。

ただし、HRTを行うとほかの病気のリスクを高める恐れのある人（➡P68）には、この治療は行えません。また、ホルモン剤を使うことに抵抗がある人もいます。その場合は、「漢方薬」や「エクオールサプリメント」という選択肢があります。

漢方薬は、長期間飲み続けないと効果が現れないというイメージがあるかもしれませんが、必ずしもそうではなく、人によっては2か月ほどで症状が改善されることもあります。その人の体質や症状と合う漢方薬を選ぶことで、体内のバランスを整え、不調が改善されます。ＨＲＴと漢方薬を併用することもできます。

エクオールはエストロゲンと似た化学構造を持つ成分で、薬ではなく、大豆由来のサプリメントとして摂取します。エストロゲンに似た働きをするため、ホットフラッシュをはじめ、更年期のさまざまな症状に効果があることがわかっています。

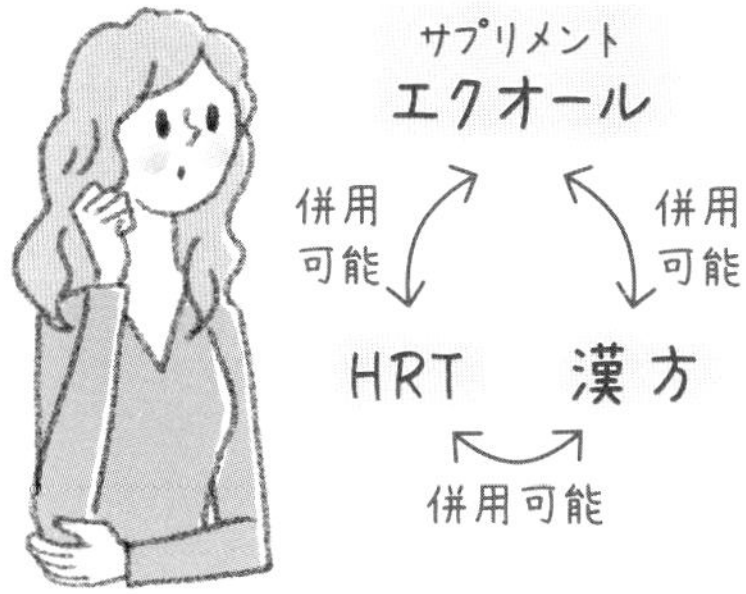
サプリメント
エクオール
併用可能
併用可能
HRT
漢方
併用可能

どの治療を選択する場合も、しっかりと説明を受け、疑問や不安を減らし、しっかり納得することで、安心して治療を続けられるでしょう。

次のページから、それぞれの治療について詳しく見てみましょう。

ＨＲＴ①
どんな治療でしょうか？

減少したエストロゲンを〝少し〟補うもの

更年期のスタートである閉経の5年くらい前から、エストロゲンの分泌量は減っていきます。ホルモン補充療法（Hormone Replacement Therapy＝ＨＲＴ）は、その減っていく分をもと通りになるように足すのではなく、月経が順調にあるときに**体でつくられていた量の「3分の1程度」のエストロゲンを補う**治療法です。この量は、月経困難症の治療などに用いる**低用量ピル**（↓P76）**に含まれているエストロゲン量と比べても、その5分の1程度とごく少量**です。

エストロゲンは少しずつ減っていくのではなく、グラフ（↓P66）に示したとおり、急に減ったかと思うとまた少し増え、また減って……という乱高下をくり返します。

その激しいアップダウンをできるだけ穏やかにして、**「なだらかな下り坂」にすることがHRTの目的**です。

乱高下を抑えることで、自律神経の乱れから起こる多くの不調が改善し、つらい症状からも解放され、生活の質（QOL）が高まります。それと同時に、エストロゲンの減少そのものによる不調を改善し、生活習慣病などの健康リスクが上がることも抑えます。使用するのはごく少量で、多くの効果（➡P67）を期待できる治療法です。

子宮がある人は黄体ホルモンを併用

エストロゲンを補充する方法では、基本的にもう一つの女性ホルモンである黄体ホルモンを同時に少量補います。**エストロゲンには子宮内膜を増殖させる作用があり、単独で使用すると子宮体がんのリスクが上がりますが、黄体ホルモン剤を併用するとリスクは上がりません**。そのため、子宮のある人に対しては両方を補い、手術などで子宮を摘出した人にはエストロゲン剤を単独で補充する方法を選びます。

黄体ホルモンを併用する場合と、エストロゲン単独の場合

子宮がある人	エストロゲン／黄体ホルモン　両方を補う
子宮を摘出した人	エストロゲンのみを補う

HRT はごく少量のエストロゲンを補う

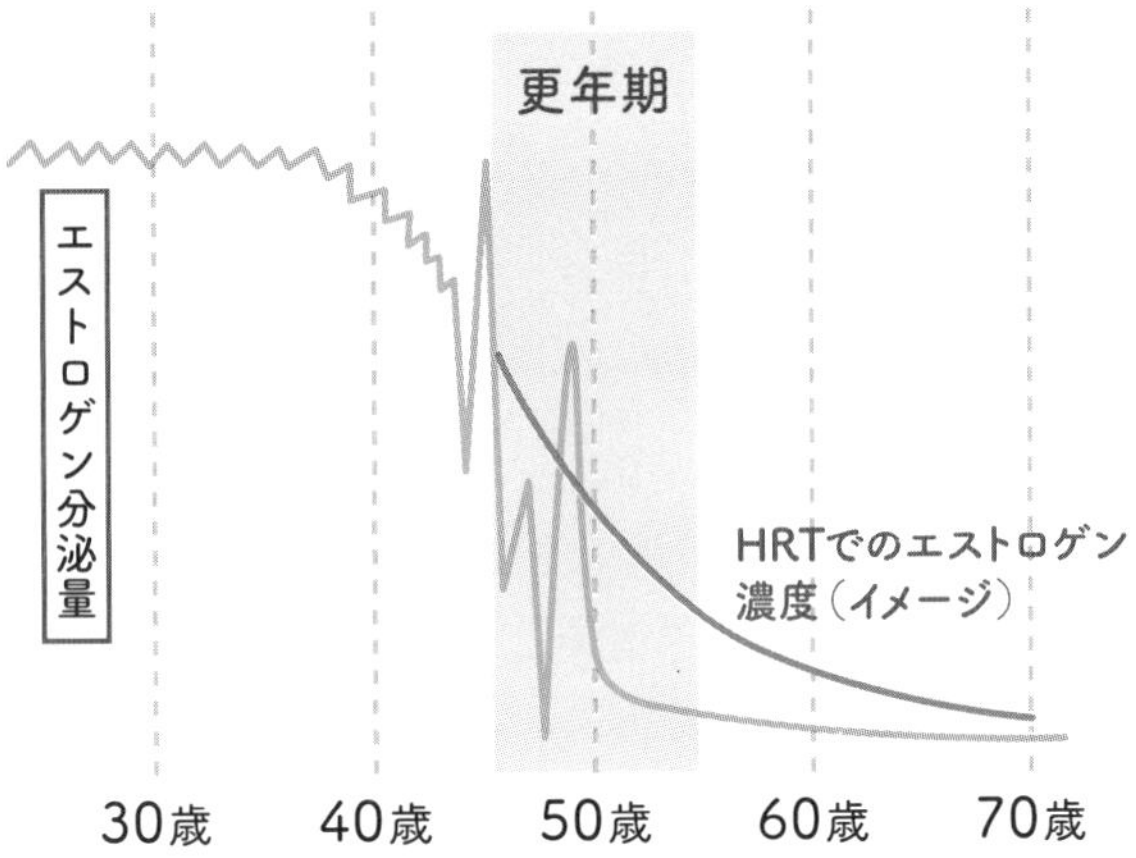
更年期
エストロゲン分泌量
HRTでのエストロゲン濃度（イメージ）
30歳
40歳
50歳
60歳
70歳

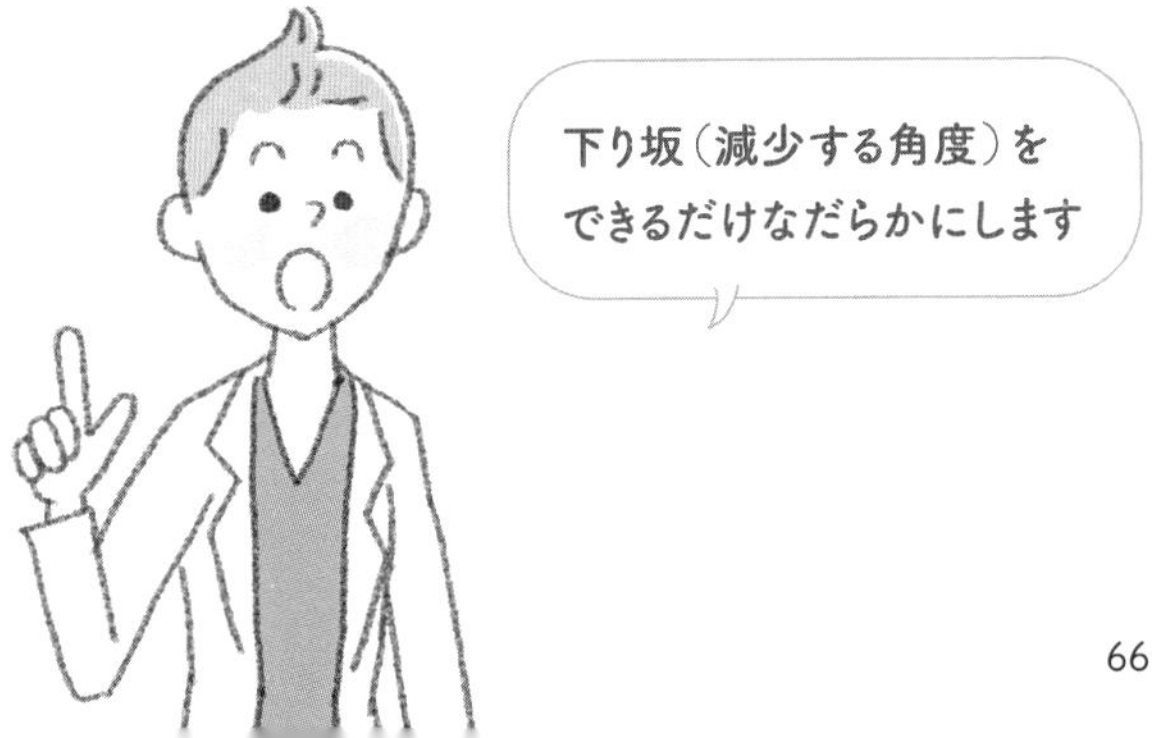
下り坂（減少する角度）をできるだけなだらかにします

HRTで改善が期待できる症状

複数の症状を同時に改善することができます。とくに、「ホットフラッシュ」「膣炎や性交痛」「骨粗しょう症」に対する効果が大きいことが知られています。

◎ホットフラッシュ（のぼせ、ほてり、異常発汗など）
早くて数日、遅くても2か月ほどで約9割が改善するとされている

◎膣炎や性交痛
膣粘膜の萎縮による膣炎や、膣粘膜の潤いが失われることによる性交痛を改善

◎骨粗しょう症
骨密度の低下を防ぎ、骨粗しょう症を予防する

ほかに、次のような症状の改善を期待できます。

◎動悸

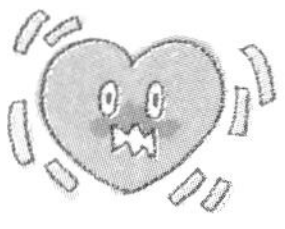

◎脂質異常　**◎動脈硬化**

◎イライラ　**◎だるさ、気分の落ち込み**

◎肌の潤いや弾力性の低下

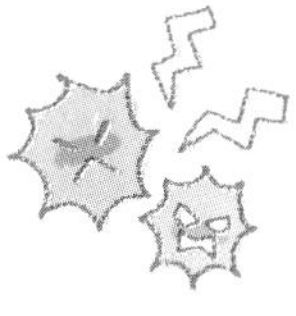

◎不眠

HRT②
受けられない人もいます

持病や病歴をしっかり調べます

多くのメリットがあるＨＲＴですが、更年期世代のすべての人に行える治療ではありません。**持病や病歴（既往歴）があるかなどによって、ＨＲＴを受けられない人、慎重に行わなければならない人がいます。**

次のような病気が現在あるか、既往がある人はＨＲＴを行えません。

●乳がん
●血栓症
●心筋梗塞、重度の動脈硬化、脳卒中
●重度の肝疾患

●現在、子宮体がん(子宮内膜がん)がある
●原因不明の性器からの出血　など

次のような人は、慎重にHRTを行うことが可能な場合があります。

●子宮体がん(子宮内膜がん)、卵巣がんの既往がある
●肥満
●60歳以上、または閉経後10年以上の人で初めて行う場合
●血栓症のリスクがある
●慢性肝疾患がある
●コントロールできていない糖尿病、高血圧がある
●子宮筋腫、子宮内膜症、子宮腺筋症の既往がある　など

こうした病気・病歴についてきちんと調べてから治療を開始するからこそ、安心して治療を行うことができます。

HRT③
4タイプから選びます

貼り薬、塗り薬が第一選択に

HRTで用いる薬には、「エストロゲン剤」「エストロゲン剤＋黄体ホルモン剤の配合剤」「黄体ホルモン剤」の3種類があり、はじめにエストロゲン剤を単独で用いるか、黄体ホルモン剤を併用するかを決めます（➡P65）。細かくは、エストロゲン剤にも黄体ホルモン剤にも種類があるので、医師の説明をよく聞いてください。

形は、経口薬の「錠剤」、経皮薬の「貼り薬（パッチ）」と「塗り薬（ジェル）」、「座薬（膣剤）」の4タイプがあり、目的やライフスタイルに合わせて選びます。近年は、エストロゲン剤は**皮膚から吸収させるほうが肝臓の負担が少なく、血栓症のリスクが低下する**ので、経口薬よりも、貼り薬や塗り薬が選ばれやすくなっています。

HRTで用いるエストロゲンの補充法

※途中で変更することもできます。

塗り薬（ジェル）

腕などに塗ることで、皮膚から直接、血液中に吸収されます。1日1回塗ります。パッチよりもかぶれにくいので、肌の弱い人にも適しています。

貼り薬（パッチ）

お腹や腰周りに貼ることで、皮膚から直接、血液中に吸収されます。2日または3日に1回、位置を変えて貼り替えます。かぶれやすい人は注意が必要です。

経口薬（錠剤）

通常の飲み薬です。手軽ですが、とくに肌がかぶれやすい人でなければ、貼り薬や塗り薬のほうを第一選択にすることが多くなっています。

座薬（膣剤）

膣や外陰部の粘膜萎縮、性交痛などが強い場合などに選択されます。全身症状がない場合は、このタイプが最も効果があり、副作用が少ないです。

ジェルタイプ

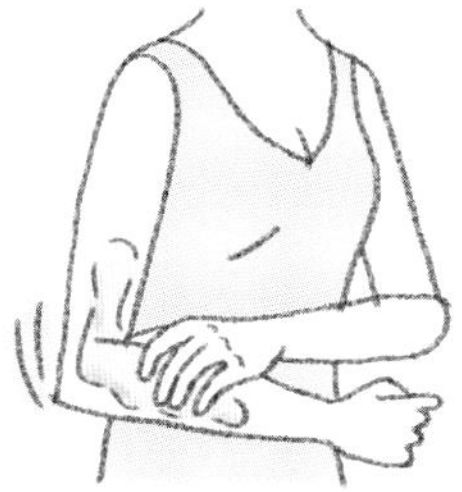

ジェルタイプは、1プッシュの量を片腕などに塗る

パッチタイプ

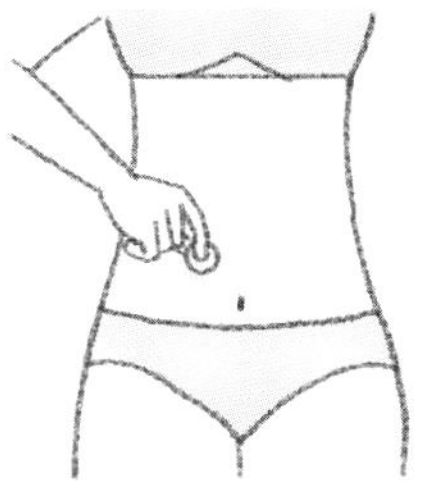

パッチタイプは、シートからはがしてお腹などに貼る

※黄体ホルモンは経口薬、もしくは貼り薬にエストロゲンと一緒に含まれている合剤として補充します。

HRT④

リスクと副作用について

情報をアップデートして正しく知りましょう

リスクや副作用について、一般情報ではまだアップデートされていない部分があるので、正しく知っておきましょう。

リスクについて

●乳がん

HRTは乳がんになるリスクを高めるという情報が広まったことがありますが、現在は、「**乳がんの発症率を高める心配はほとんどない**」というのが国際的にも共通の認識です。少なくとも、エストロゲン剤と黄体ホルモン剤の併用で5年未満、エストロゲン単独で7年未満であれば乳がんになるリスクは上がらないとされています。乳がんのリスクには、黄体ホルモンの種類、継続期間が影響すると考えられています。

●子宮体がん

エストロゲン剤と黄体ホルモン剤を併用すれば発症リスクは上がりません。

●血栓症

エストロゲンが肝臓で分解されるときに血液を固める物質がつくられやすくなるため、肥満の人や、年齢が高くなると血栓症のリスクが上がります。貼り薬や塗り薬は、肝臓を通さずに血液に吸収されるので、リスクは低いと考えられています。

副作用について

次のような副作用が出ることがありますが、体が治療に慣れてくる**2～3か月で軽減しはじめ、半年ほどで治まることがほとんど**です。薬の種類を替えたり、量を調節することもできます。

●不正出血（一時的に月経が戻ってきたと感じる場合がありますが、HRTを継続しても、いずれ出血はなくなっていきます）

●おりもの　●乳房のハリや痛み　●下腹部のハリや痛み

HRT⑤ 受診の間隔、治療期間

3か月に一度程度受診、長く続けるメリットも

HRTによる治療は、処方された薬を自分で使用して、3か月に一度程度受診し、症状がよくなっているか、副作用はないかなどを医師が確認します。健康保険の適用があり、1か月の薬代は1000〜3000円程度です。

治療をいつまで続けるかについては、**症状が改善したらそこでやめてもOKですし、快適に過ごせているのなら長く続けるという選択もお勧めです。**いったんやめても、また不調が出たら、数年以内なら再開できることもあります。

治療期間は何年以内、何歳までという制限はありません。

HRTは、更年期症状を改善するだけでなく、早めに開始することで、閉経後にリ

スクが上がる動脈硬化や骨粗しょう症などを予防する効果を期待でき、更年期以降の健康維持にも役立ちます。そのメリットを考えて、長く続けるのもお勧めです。経過観察を行い、定期的に乳がん検診や婦人科的なチェック、血液検査などを受けて健康管理を行えば、いつまでも続けることができます。

閉経前〜閉経後早期に始めるのがベスト

HRTを開始するベストタイミングを考えるなら、閉経前から閉経後早期の間といえます。

閉経後10年以上経ってからHRTを始める場合は、慎重に行う必要があります。エストロゲンには動脈硬化の進行を抑える作用がありますが、動脈硬化が進行してからエストロゲン剤を使用すると、心血管疾患などのリスクが増加傾向になるという研究報告があるためです。

そうしたことも考慮しながら医師とよく相談し、治療の開始や中断、継続を決めるようにしましょう。

Column

「低用量ピル」は月経痛やPMSの治療に

更年期に入る前、月経が一定の周期で来る期間も、女性ホルモンの変動によって、体調にさまざまな影響が現れます。

月経痛（月経困難症）、PMS（月経前症候群）、子宮内膜症などの治療には、低用量ピルを用いることがあります。低用量ピルには、エストロゲンと黄体ホルモンの二つの女性ホルモンが配合されています。

低用量ピルを飲むと、視床下部が「女性ホルモンはすでに分泌されている」と錯覚し、ホルモンを分泌させる指令を出すのをやめます。そのため、排卵が抑制され、子宮内膜がそれほど厚くならないので、出血量が減り、月経痛やPMSも軽くなり、子宮内膜症の病変が縮小します。

飲み方は種類によって異なりますが、たとえば「21日間飲んで、7日間飲まない」というようにすると、飲まない7日間の間に月経が来るので、月経周期が安定します。

低用量ピルに抵抗を感じる人もいますが、痛み止めを月経の2〜3日間飲むなどしているのなら、低用量ピルも治療の候補として考えてほしいと思います。低用量ピルは、月経困難症および子宮内膜症の疼痛に対して保険適用があります。

月経の悩みも、更年期症状の悩みも、治療法があるのにただ我慢して過ごすのは、人生に占める時間を考えると、もったいない気がします。どの年代においてもまあまあ元気に過ごせるように、治療を前向きに取り入れてみてはいかがでしょうか。

低用量ピルについてコレも知っておいて！

1 更年期症状の治療には使わない

低用量ピルに含まれるエストロゲンは、HRTで補う量の約5倍です。閉経を迎えた人や年齢の高い人が服用すると、血栓症のリスクが高いため、低用量ピルを更年期症状の治療法として使うことはありません。

2 目的により使用する種類が異なる

低用量ピルには、避妊目的で用いるOC《オーシー》と、月経困難症や子宮内膜症の治療に用いる保険適用のLEP《レップ》があります。LEPにも種類があり、改善したい症状に合わせて選ぶことで最大の効果を発揮します。

重い月経痛は子宮内膜症発症のリスクとなります。職場の後輩などで困っている人がいたら、ぜひ婦人科の受診をお勧めしてください。

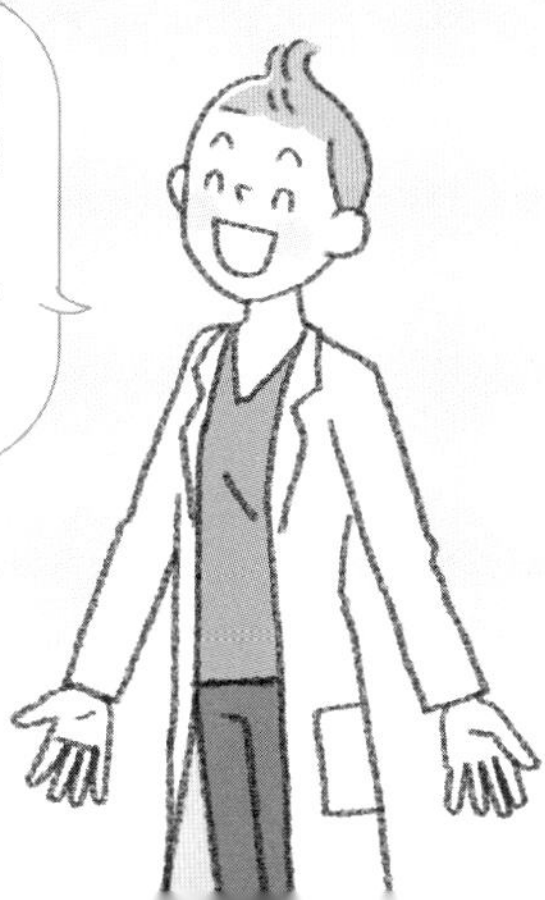

漢方①
目的を決めると効果的

HRTと併用することもあります

更年期障害の治療には、東洋医学的な漢方薬も有効です。漢方薬のみで治療することもありますし、**漢方薬が得意な部分を生かして、HRTを行いながら、特定の症状の改善を目的に漢方薬を併用することも**あります。

漢方薬は、とくに精神的症状に対して効果が期待できます。イライラ、不安感、抑うつなどの症状に対しては、HRTも効果がありますが、漢方薬のほうがよく効く場合があります。ホットフラッシュに対しては、HRTの効果が非常に高く即効性がありますが、漢方薬でも改善を期待できます。冷えやむくみ、不眠などの改善も漢方の得意分野です。

漢方がとくに得意とされる症状

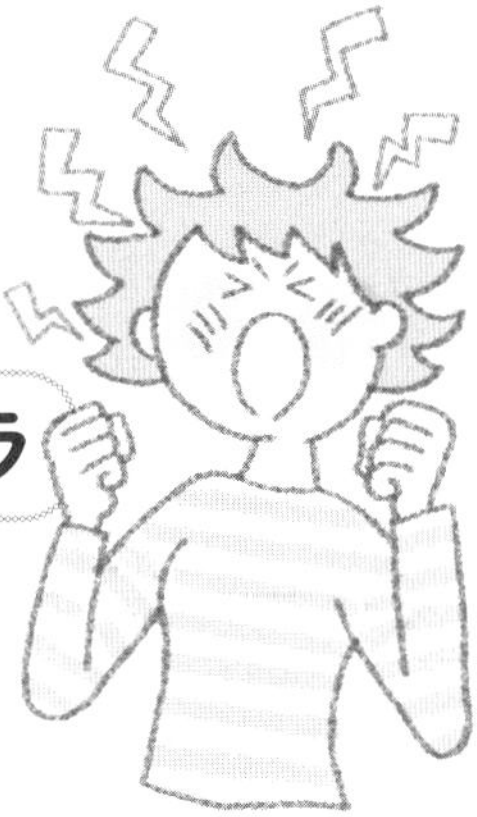

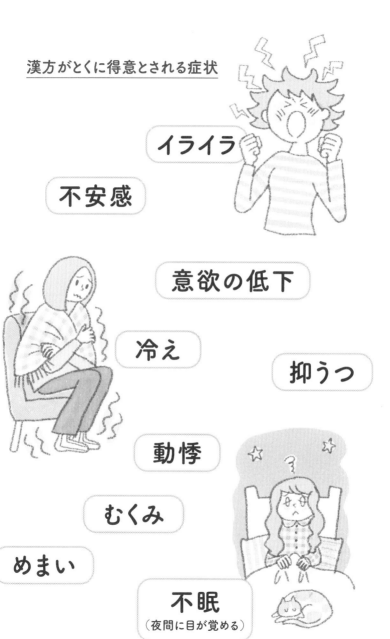

イライラ

不安感

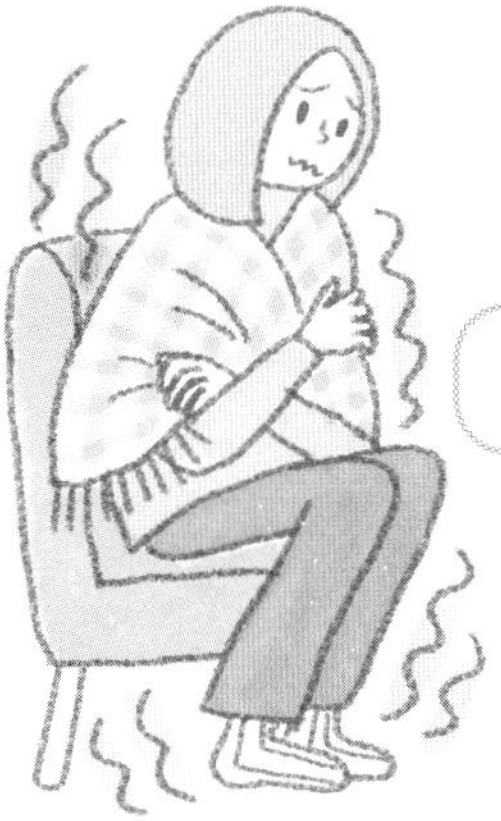

意欲の低下

冷え

抑うつ

動悸

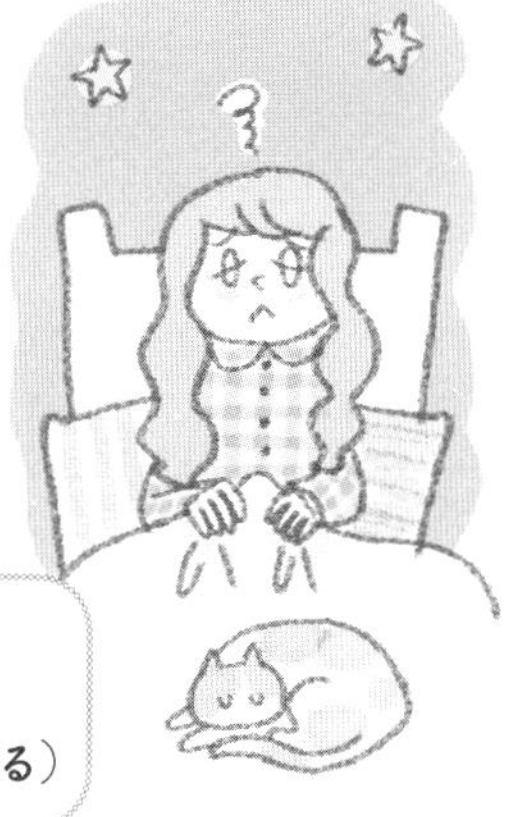

むくみ

めまい

不眠
（夜間に目が覚める）

漢方②
「タイプ」に合ったものを選ぶ

HRTと同様、複数の症状が同時に改善されます

「漢方薬」は、そのとき出ている症状と、漢方で「証」と呼ばれるその人の体質を十分に考慮して、合うものを処方します。同じ症状でも、たとえば「体力がある」タイプ（証）の人と「体力がない」「体力があまりない」タイプの人や、「熱がこもっている」タイプと「体が冷えている」タイプの人では違う漢方薬を選びます。

漢方薬は、効果を感じるまでに2か月程度かかることが多いといわれますが、体質・症状と漢方薬が合うと、すみやかに効果が感じられることもあります。

漢方による治し方は、その人全体に働きかけて、乱れているバランスを整えることで症状を改善するというものであり、**一つの症状が改善されると、ほかの複数の症状**

虚証　実証

漢方では、体力の程度などによってその人のタイプ（証）を分けることがあります。

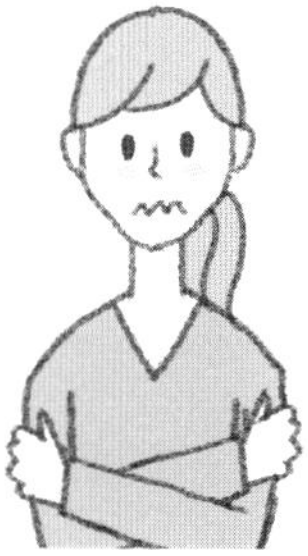

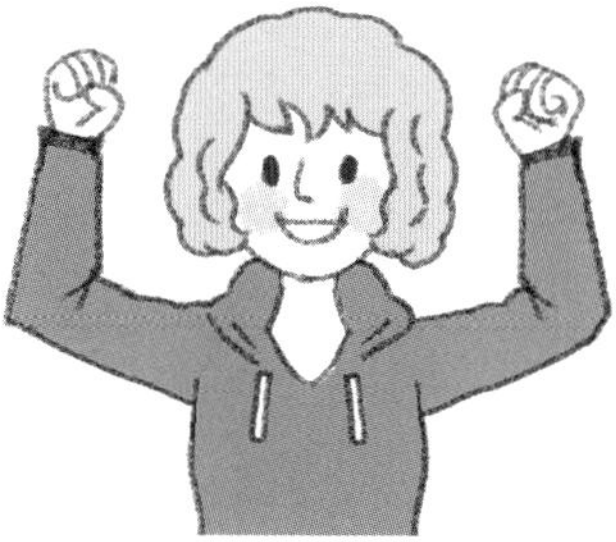

●体力がなく弱々しい
●細くて華奢
●顔色が悪い・肌荒れしやすい
●胃腸が弱い・下痢しやすい
●寒がり

●体力がある
●筋肉質でがっちりした体格
●血色・肌つやがよい
●胃腸が丈夫・便秘ぎみ
●暑がり

ある程度改善することがよくあります。これはHRTも同じで、一つの症状に対する対症療法ではなく、原因となる「エストロゲンが減少している状態」を解消することにより、複数の症状を同時に改善します。

ただし、漢方の場合は、もととなる原因（バランスの偏り方）が人によって異なるため、症状とともに**その人の体質に合った漢方薬を選ぶことが重要**になります。最近ではドラッグストアで手軽に漢方薬を購入できるようになりましたが、専門家に相談して選ぶほうが望ましいでしょう。また、健康保険が適用されるので、費用の面で医療機関で処方してもらうほうが経済的です。

漢方③ 代表的な漢方薬

「三大処方」をはじめ、さまざまな漢方薬が用いられる

更年期症状に対しては、〝婦人科三大処方〟と呼ばれる**加味逍遙散**《かみしょうようさん》、**桂枝茯苓丸**《けいしぶくりょうがん》、**当帰芍薬散**《とうきしゃくやくさん》の三つの漢方薬が最もよく用いられています。

このなかでも最もよく処方されるのが**加味逍遙散**です。「逍遙」には「うろうろ歩き回る」という意味があり、更年期のうつろいやすい症状に効くとされます。

また、漢方では更年期症状の主な原因は、「瘀血《おけつ》」（質の悪い血液が滞っている状態）と考えますが、瘀血の改善に用いる代表的な漢方薬が**桂枝茯苓丸**です。

当帰芍薬散は、冷えや貧血がある人によく用いられます。

これらをはじめ、更年期症状の治療に用いる主な漢方薬を左ページで紹介します。

更年期症状によく用いられる漢方薬

加味逍遙散《かみしょうようさん》	桂枝茯苓丸《けいしぶくりょうがん》	当帰芍薬散《とうきしゃくやくさん》
イライラ、気持ちの落ち込み、夜間に目が覚める、のぼせ、めまいに。	下半身が冷えて上半身がのぼせる「冷えのぼせ」、ホットフラッシュ、発汗に。とくに体力がある実証(*)の人に。	下半身を中心に冷える冷え性、疲れやすさ、めまいに。とくに体力がない虚証(*)の人に。

＊虚証、実証（➡P81）

桃核承気湯《とうかくじょうきとう》	抑肝散《よくかんさん》	甘麦大棗湯《かんばくだいそうとう》
強いのぼせやイライラがあり、便秘症の人に。	強いイライラや怒りっぽさ、不眠に。	不安や興奮など、感情の起伏を鎮める。
女神散《にょしんさん》	**温清飲《うんせいいん》**	**柴胡加竜骨牡蛎湯《さいこかりゅうこつぼれいとう》**
のぼせ、めまい、ホットフラッシュに。	皮膚の乾燥、ほてりに。	精神の不安定、不眠、軽いのぼせに。

エクオール① どのような成分？

特定の腸内細菌がつくる、エストロゲンに似た働きをする成分

エクオールは、女性ホルモンのエストロゲンに似た働き（エストロゲン様作用）をする物質です。

大豆イソフラボンにもエストロゲンに似た働きがあり、そのことは昔から知られていました。エクオールは、大豆製品を食べて成分が腸に到達したときに、大豆イソフラボンの一つ「ダイゼイン」を、ある特定の腸内細菌が代謝することによってつくり出されます。現在、この腸内細菌は、「エクオール産生菌」とも呼ばれています。

ところが、このエクオール産生菌は、すべての人が持っているわけではなく、日本の中高年女性では、2人に1人しか持っていないと推計されています。そして、エク

エクオールがつくられる仕組み

大豆を食べる

大豆イソフラボンの一つ
ダイゼインが含まれている

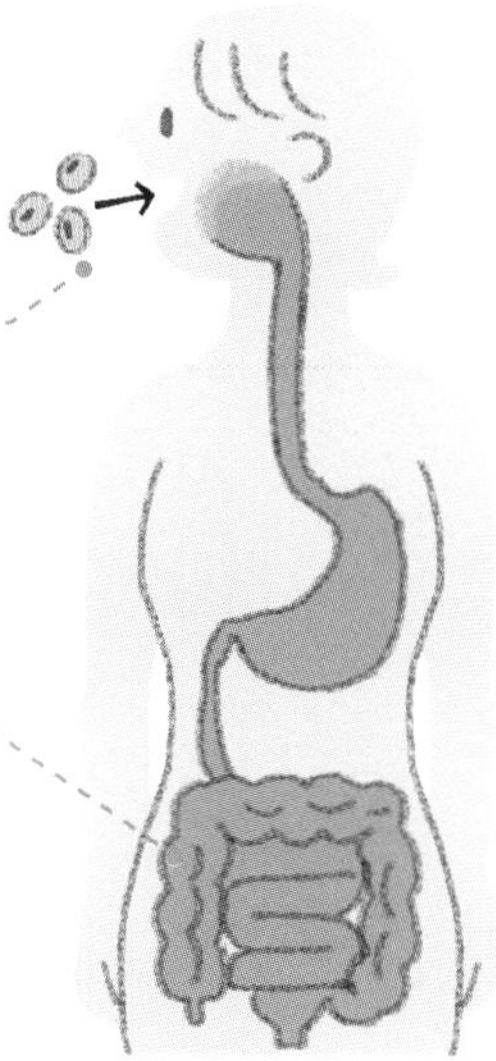

エクオール産生菌を
腸内に持っている

ダイゼイン＋エクオール産生菌
⬇
エクオールがつくられる

オール産生菌を持っている人、つまり**「エクオール産生能がある」人は、エクオール産生能がない人よりも、更年期症状が軽い**という研究報告があります。

そこで、エクオールをサプリメントで摂取した場合、更年期症状を改善できるか、ほかにもどのような作用があるかを調べる多くの研究が行われ、現在わかっているだけで、さまざまな効果があることが報告されています（➡P86）。

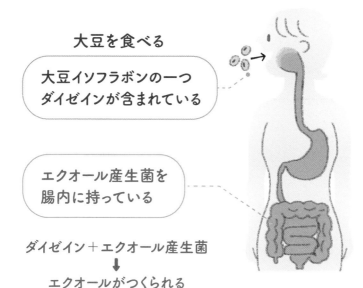

エクオール②
さまざまな効果

臨床試験で多くの改善効果を確認

エクオールのサプリメントの効果として、次のようなことが確認されています。

●ホットフラッシュの改善（回数が減った）
●首・肩のこりの改善（軽くなった）
●肌のしわの改善
目尻の小じわを調べた臨床試験で、エクオールを摂取していない人と比較して、しわが浅く抑えられていることが確かめられています。
●骨密度の減少を抑制
女性は40代から骨密度が減少しはじめ、閉経前後からさらに急激に減少します。エクオール産生能がない閉経後5年未満の女性を対象として約1年間行った臨床試験で、エクオールを摂取した人は、摂取しなかった人よりも骨密度の減少が大幅に抑えられたことが報告されています。

●悪玉コレステロールを減らす（LDLコレステロールが減少）

●糖代謝を改善（糖尿病の指標であるHbA1c《ヘモグロビンエーワンシー》値が改善）

●血管をやわらかく保つ（血管の硬さの指標であるCAVI《キャビィ》値が改善）

●手指のこわばりなどを改善

更年期で関節リウマチなどの病気がなく、手指の関節にこわばりや動かしにくさ、痛みがある場合は、エストロゲンの減少が関係していると考えられています。エクオールを摂取することでその症状が改善した例が多く報告されています。

そのほか、エストロゲン産生能がない人では、閉経後に髪の密度が少なくなる・髪質（ハリ・コシ・ツヤ）が悪くなるという変化が起こる割合が多く、**エクオールを摂取すると髪の密度・髪質の維持に役立つ可能性がある**と考えられています。

エクオール③

摂取を勧められる人

更年期以降の健康維持にも役立つ

エクオールは治療薬でなくサプリメントですが、どのような人に勧められるか整理してみましょう。

①ＨＲＴを受けられない人（➡Ｐ68）

既往症や持病のある人、閉経してから年数がたっている人など。

②エクオール産生能を持っていない人（➡Ｐ84）

エクオール産生能があるかどうかは、尿検査で調べることができます。市販の検査キットを購入して、尿を採取して郵送して調べてもらうシステムです。エクオール産生能がないとわかれば、更年期症状の改善の目的だけでなく、「まだ目立った症状はないけれども予防的にとる」という用い方もあります。また、①②のどちらの場合も、HRTと同様、動脈硬化や骨粗しょう症などの予防のためにも勧められます。

エクオール産生能がある人がとるのもOK

エクオール産生能が高い人ならば、大豆製品を食事でふつうにとることでエクオールがつくられるわけです。納豆なら1パック、木綿豆腐なら3分の2丁を毎日食べれば十分な量のエクオールがつくられるとされています。

ただし、腸内環境の変化によってエクオールがつくられる量が変化することや、エクオール産生能のある人でも、更年期世代に必要な量のエクオールがつくられていない人がいることから、**エクオール産生能のある人でも、サプリメントで摂取する意味はある**と考えられます。

反対に、エクオール産生能がない人も、大豆にはたんぱく質、食物繊維、抗酸化作用のあるサポニン、腸内環境をよくすることに役立つオリゴ糖などが含まれているので、大豆製品は積極的にとるようにしてくださいね。

症状があっても8割の女性が受診せず！

厚生労働省が2022年に行った意識調査によると、「更年期症状が一つでもある」と回答した40代・50代の女性のうち、およそ8割の人が医療機関を受診していませんでした。

受診していない理由については、「医療機関に行くほどのことではないと思うから」が最も多く、次いで、「我慢できるから」が多い回答でした。

一方で、40代・50代で更年期症状が一つでもある人で、家事・外出・育児・介護・仕事を含む社会活動等において、影響が「かなりある」「とてもある」「少しある」と回答した人は合わせて約3割いました。つまり、**症状があって、生活に影響があっても医療機関を受診していない人も少なくない**ということです。ちょっと心配な結果です。

医療機関に行くほどではないと思っている人・我慢できるからという人は、実際に症状がどの程度なのか、「簡略更年期指数チェックリスト」（➡P16）でチェックしていただくと一つの目安になります。ただ、更年期世代は、更年期症状と似た症状が出る病気になりやすい年齢でもあるので、気になる症状があれば医療機関を受診したほうが安心です。治療を受けることで我慢する必要がなくなることや、更年期以降の健康維持にも役立つことも考えに入れてみてください。

一方で、セルフケアの対処はすべての方にお勧めです。第4章で紹介しているセルフケアを、ぜひ毎日の生活に取り入れてみてくださいね。

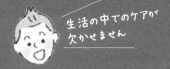

第４章

更年期の不調を
セルフケアで緩和！

予測できることに備えよう

早めに手を打つ〝攻めのセルフケア〟を

第4章では、症状別に改善効果のあるセルフケアを中心に紹介します。併せて、その症状にはどの対策がとくに効果的かなどの情報もお伝えしていきますね。

更年期症状全体についていえるのは、**生活習慣を整えることによって、ある程度軽くなることを期待できる**ということです。そして、「○歳くらいになると体にこんな変化が起こるから、早めに生活習慣を見直しておこう」という、先を予測した〝あらかじめのセルフケア〟がお勧めです。たとえば、「更年期には疲れやすくなるから、睡眠時間をしっかりとれる生活にしていこう」とか、「閉経後はコレステロール値が心配だから、食事と運動でカバーしよう」といったイメージです。

生活習慣の基本的な考え方

セルフケアの要《かなめ》となる生活習慣は、自分の意思で変えられることが良い点であり、難しいところでもあるかもしれません。でも、内容はシンプルです。「食事」「運動」「睡眠」について見直して、いまと、これからの自分の健康を守るために必要なことを足したり、引いたりしていきます。

食事と運動のバランスでありがちなのは、20代や30代と比べて運動量が減っているのに、食事のスタイルは変わらず、エネルギー摂取量が消費量を上回っているパターンです。**食事の内容・量の見直しと、運動習慣がない人はいかに運動を生活に取り入れるか**など、両方向からの対策が必要になります。

睡眠については、更年期には自律神経の乱れが影響して、深い睡眠を得られなくなることがありますが、**睡眠時間が不足しているために不調が出やすくなることも**あります。ですから、十分な睡眠時間をとることは何より大切ですし、自律神経の働きを整える生活習慣を取り入れることも大切です。

生活習慣のキホン①

食事ケア

内臓脂肪の増加を抑えましょう

更年期世代において気になってくるのが〝お腹周りの脂肪〟です。この脂肪は、「皮下脂肪」とは性質の異なる「内臓脂肪」です。**内臓脂肪が増えると、高血圧、脂質異常症、高血糖などを生じます**が、更年期にはエストロゲンの減少によっても高血圧や脂質異常症のリスクが高まるため、内臓脂肪の増加はできるだけ抑えたいものです。

内臓脂肪が増える第一の原因は、糖質と脂質のとりすぎです。お腹周りがきつくなってきたら、筋肉維持などに欠かせないたんぱく質は減らさず、糖質と脂質を少し減らしましょう。目安は、「今日、着ている服を明日もゆったり着られるようにする」といったことでもOK。糖分を含む飲み物を控えることから始めてみましょう。

高血圧・脂質異常症対策もぬかりなく

高血圧、脂質異常症を防ぐために、塩分とコレステロールが多い食品のとりすぎにも注意が必要です。「日本人の食事摂取基準 2020年版」(厚生労働省) では、成人女性の1日の塩分摂取量の目標値を6・5g未満としています。まず、よく食べる料理にどれくらいの塩分が含まれているか知っておきましょう。

コレステロールは脂質の一つなので、脂質全般についてとりすぎは禁物ですが、とくに、動物性脂肪に多く含まれる「飽和脂肪酸」は、とりすぎるとLDL(悪玉)コレステロールを増やします。肉の脂身や、ラード、生クリームなどに飽和脂肪酸が多く含まれているので、これらをとりすぎないようにしましょう。

一方で、青魚などに含まれる「不飽和脂肪酸」にはコレステロール値を下げる作用があるとされています。野菜・きのこ類・海藻に豊富に含まれる食物繊維にも悪玉コレステロールを減らす働きがあります。こうした知識を持って、無理なダイエットをすることなく、賢く食べていきたいですね。

減塩のコツ

うどんは
つゆを残せば
塩分 -2g

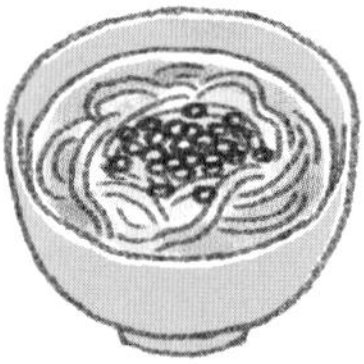

味噌汁は
具だくさんにすれば
-0.3g

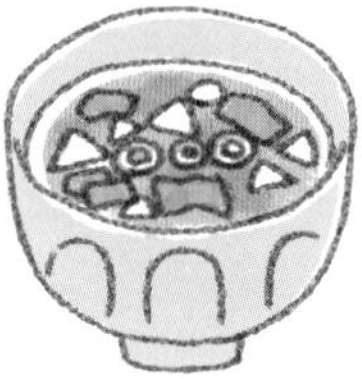

主な食品・料理の塩分量

食品	塩分量
カップ麺（100g）	5.5g
きつねうどん	5.3g
天丼	4.1g
カレーライス	3.3g
ハム3枚（60g）	1.5g
味噌汁1杯	1.5g

〈参考〉日本高血圧学会ホームページ

飽和脂肪酸を多く含む食品

食品	飽和脂肪酸量
牛リブロース（脂身つき 100g）	19.81㎎
牛バラ肉（脂身つき 100g）	15.54㎎
豚バラ肉（脂身つき 100g）	15.39㎎
生クリーム（50g）	13.14㎎
アイスクリーム（高脂肪 100g）	7.12㎎

〈参考〉日本食品標準成分表（八訂）増補2023年

生活習慣のキホン②

運動ケア

心から楽しめる運動がきっとあります

あなたは運動習慣がありますか？　厚生労働省が行っている「国民健康・栄養調査」では、運動習慣がある人を、「1回30分の運動を週2回以上実施し、1年以上継続している者」と定義しています。

運動習慣を持つと、健康に良いたくさんの効果を得ることができます（⬇P99）。ただし、「健康に良いから」というだけでは、頭ではわかっても、運動を習慣化するところまでつながらないかもしれません。やはり、「楽しむ」ことが運動を継続させるいちばんの秘訣ではないでしょうか。

楽しくできる運動は、人によって違います。筋トレ系が好きだったり、持久力系が好きだったり。ダンスや水泳などで上達を目指すことが楽しい人、心拍数や歩数などのデータをチェックすることがモチベーションになる人もいます。山、森、高原、海、川など「自然の中へ出かけて体を動かす」のがいちばん、という人もいるでしょう。「誰かと一緒に楽しむ」ことも強いモチベーションになりますね。**「これをやってみたい」と思うものがあったら、まずは試してみましょう。**

メンタルの不調には、とくにヨガがお勧め

運動習慣を持つことによる健康効果に、「メンタルの不調の改善」がありますが、**運動の中でも、とくに精神を安定させる効果が高いのが「ヨガ」です。**

ヨガの特徴は、ゆったりした深い呼吸とともに行うことです。ヨガの呼吸を行うだけでも副交感神経の働きが高まり、自律神経のバランスが整って、メンタルを安定させることができます。また、ヨガを行う時間は自分と向き合う時間になり、心にも体にも良い効果をもたらします。更年期のさまざまな症状の改善に役立つヨガもいろいろあり、本書で紹介していますので、ぜひ試してくださいね。

運動習慣の8つの効果

❶ 心血管系を強くする

心肺機能が高まり、安静時の血圧が下がって、血流がよくなる。酸素・栄養・老廃物などを素早く運べるので疲れがとれやすくなり、持久力が上がる。

❷ やせる、筋肉量が増える、若々しく見える

エネルギー消費量が増え、筋肉量も増えるので基礎代謝が上がり、やせやすくなる。体が引き締まり、見た目の若さもアップ。

❸ 関節と筋肉を柔らかく保つ

動かさずにいると硬くなる関節・筋肉を、運動することで柔らかく維持。

❹ 血液中の糖・中性脂肪の増加を抑制

筋細胞へのグルコース（ブドウ糖）の取り込みを促して血糖値を下げる。また、血中のコレステロールと中性脂肪の増加を防ぐ。

❺ 抵抗力が高くなる

免疫機能を担う抗体や免疫細胞が活性化する。

❻ ストレスを緩和し、気持ちがスッキリ

ストレスを緩和するとともにストレスに強い心身をつくり、うつ病や不安症などを予防・改善。睡眠の質も向上させる。

❼ 骨を強くする

骨に重力刺激を加えることで、加齢による骨量の減少を防ぐ。

❽ やる気が出る

神経伝達物質のドーパミンは加齢とともに減少し、不足すると意欲が低下するが、運動することでドーパミンの分泌量が増えてやる気が高まる。

生活習慣のキホン③

睡眠ケア

イライラや落ち込みは、睡眠不足のせいかも？

更年期の女性の4～6割が睡眠の悩みを抱えていると報告されています（厚生労働省「健康づくりのための睡眠ガイド2023」）。その中で、更年期の女性にとくに多い悩みは、眠りが浅く、寝付いたあとでまた目が覚めてしまう「中途覚醒」です。中途覚醒の原因として、更年期症状のホットフラッシュや動悸などが寝ている最中に起こって目が覚めてしまうというケースがあります。一度そういう経験をすると、「また目が覚めてしまうのでは？」と不安になって、寝付きが悪くなる、深く眠れなくなるなど、睡眠の質を低下させるループにはまってしまうこともあります。

そんなふうに、更年期の症状が健康な睡眠を妨げることがありますが、一方で、**更**

年期症状だと思っていることが、実は睡眠不足によるものだと思われることもあります。イライラや落ち込み、やる気が出ないなどの精神的な症状は、更年期に出やすい症状ですが、睡眠不足によっても、まさにこうした症状が現れます。睡眠時間が極端に短いと、うつ病を発症しやすいこともわかっています。

日本人は、ＯＥＣＤ（経済協力開発機構）が33か国を対象に行った調査で、最も睡眠時間が短いことが報告されています。また、厚生労働省の調べでは、とくに50代女性は睡眠時間が短く、睡眠時間が6時間未満の人と5時間未満の人を合わせて53・1％と、半数以上になっています（「令和元年国民健康・栄養調査」）。

睡眠時間が短いと、前述したうつ病の発症リスクが高まるだけでなく、肥満や高血圧など生活習慣病全般のリスクや、認知症のリスクも高まります（➡P103）。これはもう、十分な睡眠時間をとらなければ、健康は保証されないことを意味しています。

睡眠時間が6時間未満の女性は、20代でも37％います。そして、30代、40代と少しずつその割合が増えています。そのことも考え合わせると、**20代からずっと積み重ね**

てきた睡眠不足が「睡眠負債」となって、ちょうど更年期のころに心身の不調として現れているのかもしれません。

強い意志を持って、睡眠時間を確保しましょう

さて、そこで何よりも先に実践していただきたいのは、十分な睡眠時間を確保することです。やるべきことは、早めに布団に入るだけなのですが、恐らく、それを実行に移すには強い意志が必要になると思います。女性は仕事を持ちつつ、家事、育児、介護などに時間を使うことが多く、睡眠時間にしわ寄せがきてしまうことも多いでしょう。その生活習慣を変えるには、同居する家族全員が睡眠への意識を高めることが大切です。また、たとえば家事代行のサービスなどを使って負担を減らすことも検討するとよいのではないでしょうか。

どのくらいの睡眠時間が適切かは個人差もあるため、「**日中、起きている間に一度も眠くならない**」ことが目安になります。また、**朝目覚めたときに、よく眠れた、よく休めたと感じられる**「**睡眠休養感**」**も重要**であることが最近の研究でわかってきま

した。睡眠時間を十分に確保したうえで、更年期症状で起こる睡眠トラブルへの対策は、144ページからも紹介していますので参考にしてください。

健康リスクが高くなる睡眠とは?

複数の研究から以下のことが明らかになってきました。

睡眠時間が短すぎる

睡眠時間が短いと、次のような病気を発症するリスクが高まる可能性があります。

>>肥満　高血圧　糖尿病　心疾患
脳血管疾患　認知症　うつ病

睡眠休養感が低い

睡眠によって休養がとれている感覚が「睡眠休養感」です。睡眠休養感が低いと、睡眠時間が短すぎる場合と同様の病気のリスクが高まる可能性があります。

ただし

65歳以上では長時間睡眠が危険

65歳以上においては、労働世代とは異なり、むしろ長すぎる睡眠時間が健康リスクを高めると報告されています。長く寝ても、中途覚醒が増えるなど睡眠の効率が悪くなり、睡眠休養感を得られなくなることも問題のようです。布団の中にいる時間が8時間以上にならないことを目安として、必要な睡眠時間をとることが推奨されています。

生活習慣のキホン④

自律神経ケア

副交感神経の働きは加齢によっても低下します

更年期の不調の多くが、自律神経の働きの乱れから起こります。急に汗をかいたり、動悸がしたり、うまく眠れなくなる……こうした症状は、心身を活動的にする交感神経が強く働きすぎ、心身をリラックスモードにする副交感神経の働きが弱すぎるというアンバランスさから生じます。

自律神経の**交感神経と副交感神経は**、**どちらもしっかり働いていて、活動的なときは交感神経がやや優位に、リラックスしているときは副交感神経がやや優位になるのが健康な状態**です。ただ、副交感神経がうまく働けなくなってしまうのは、実は更年期に限った問題ではありません。女性も男性も、**年齢とともに自律神経の働きは不活**

発になり、とくに副交感神経のほうが加齢の影響を大きく受けるといわれています。

たとえば、血管を拡張させる副交感神経の働きが加齢によって弱まり、収縮させる交感神経が強く働くと、血管が収縮しすぎて血流が悪くなります。また、ほかの臓器と違い胃腸は副交感神経活動が優位なときによく働くため、胃腸の働きがにぶるのも、加齢による副交感神経の働きの低下が関係していると考えられます。そして、年齢を重ねることでリラックスしにくくなります。

体を使って自律神経をコントロールしましょう

交感神経と副交感神経では、情報伝達のスピードもまったく違います。交感神経のスイッチが入るのは一瞬です。これは生き物として重要な仕組みで、たとえば山の中でクマに遭遇したら、即座に交感神経が心拍数を上げ、たくさんの血液を体に送り、すぐに走って逃げられるように準備されます。それに対して、副交感神経の伝達は急ぐ用件ではないので、ゆっくり働いて各臓器へ伝わればいいわけです。

交感神経を働かせるのは簡単です。イラッとしたり、緊張したりすれば、たちまち交感神経活動が優位になります。でも、副交感神経活動を優位にするのはそこまで簡単ではありません。交感神経と副交感神経のもともとの仕組みの違いに加えて、現代社会の環境が副交感神経を働かせることを難しくしています。「がんばるのは得意だけれど、リラックスするのは下手」という人が多い社会です。**意識して副交感神経が優位になる時間をつくらないと、副交感神経だけでなく、交感神経の働きも低下してしまう可能性があります。**

では、どうすれば自律神経のバランスを整えられるでしょうか？

立っている状態よりは座っている状態、座っている状態よりは横になっている状態のほうが副交感神経が優位になります。人前で話すときなど、立つより座ったほうが少し落ち着けますね。また、ぎゅっとこぶしを握ったあと一気に力を抜くと、交感神経が有意な状態から副交感神経が優位な状態に切り替わり、リラックスできます。

自律神経は本来、自分の意思ではコントロールできないものですが、そのように体を使ったり、環境を変えたりすることで、ある程度コントロールできます。「自律神経をコントロールできる人」になれるように、生活を工夫してみましょう。

自律神経を整える生活習慣

❶ 毎朝、同じくらいの時刻に起き、日光を浴びる

生活のリズムを整えることで体内時計が正しくセットされ、自律神経のバランスが整います。また、朝、日光を浴びるとその約14～16時間後に眠りを促すホルモンであるメラトニンが分泌されて、スムーズに眠りにつけます。

❷ 日中は適度な運動をして、体をよく動かす

適度な運動は、不眠やうつを改善するほか、自律神経のバランスを整える効果があります。日中に意識的に体を動かすことでぐっすり眠れるように、翌日に疲労が残らない程度の運動を行いましょう。

❸ 夜は早めに休み、十分な睡眠時間をとる

眠りにつくときに副交感神経が優位になり、朝起きると交感神経の働きが徐々に高まっていくという自律神経の自然なリズムが保たれるには、質の良い睡眠をとれていることが大切です。質の良い睡眠とは、十分な時間が確保され、途中で目が覚めたり、起きたときに疲労感が残っていたりすることのない睡眠です。体と脳の疲労を回復させ、細胞を修復するためにも睡眠は重要です。

❹ ゆっくり呼吸する （➡P14）

14ページで紹介した「1分間に6回のゆっくり呼吸」や、ゆっくりした呼吸をしながら行うヨガもお勧めです。

❺ 自分なりのリラックス法を見つける

アロマテラピー、ヒーリングミュージックを聴く、大人の塗り絵、写経、漸進的筋弛緩法《ぜんしんてききんしかんほう》（力を入れ、そのあと一気にゆるめることをくり返す）など、自分に合う方法を見つけて生活に取り入れましょう。

プレ更年期の正体は、自律神経の乱れ

「プレ更年期」という言葉を聞くことがあります。これは医学的な用語ではありませんが、30代後半から40代前半女性の、**まだ卵巣機能が保たれているのに、更年期と似た症状が起こる**ことのある年代を指します。

40代前半で閉経する人もいるので、その場合はほんとうの更年期ということになりますが、月経が順調に来ているのに、ホットフラッシュや動悸、つらい肩こり、めまい、だるさなど、更年期症状に似た不調を経験している場合は、自律神経の乱れが原因になっていると考えられます。

プレ更年期世代も、仕事や子育てなどで忙しく、ストレスで自律神経が乱れやすい環境にいる人も多いでしょう。たとえ小さなストレスだったとしても、それが慢性的に続くと、視床下部はホルモンを分泌させる指令をうまく出せなくなり、月経が止まってしまうこともあります。本人が自覚するより先に、視床下部がストレスでまいってしまうのですね。

プレ更年期の症状も治療することができますし、ほかの病気が隠れている可能性もあるので、一度、婦人科を受診することをお勧めします。

ほかの病気がなく、卵巣機能もそれほど低下していないことがわかれば、ストレスの原因を取り除くか、できるだけ減らすようにして、自律神経を整える生活を心がけてください。睡眠時間の確保や適度な運動など、生活で大切なことは更年期もプレ更年期も同じです。自分のための時間を優先させる生活をお勧めします。

更年期の不調を症状別にケア

ここからは、更年期の不調をケアする方法を症状別に紹介します。

それぞれの症状は関係し合っていて、一つの症状が改善すると、ほかの複数の症状も同時に改善されることも多いので、いちばん気になる症状のセルフケアから実践してみましょう。

医療機関で行う治療も、とくにどの症状にどんな治療が効果的かも紹介しますので参考にしてください。

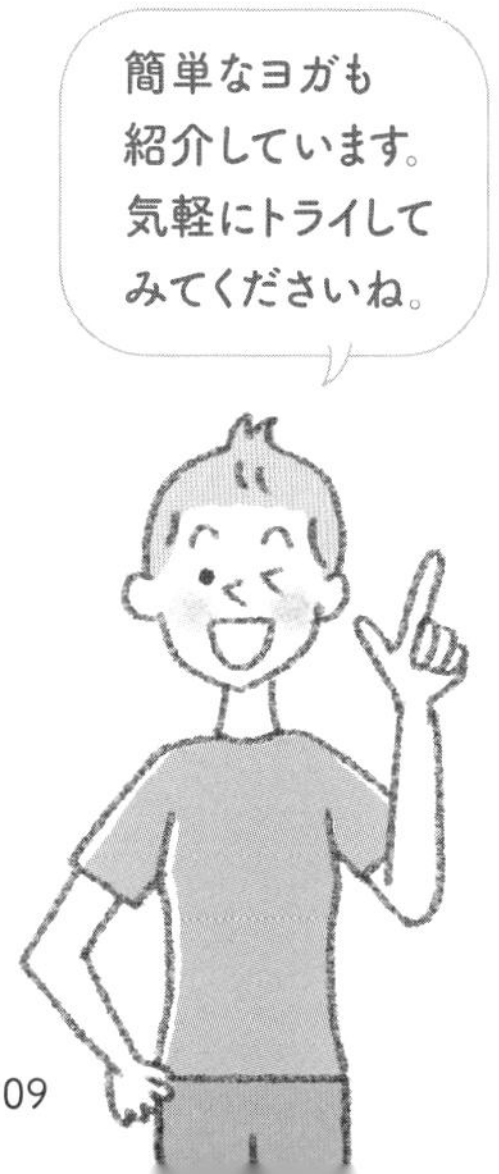
簡単なヨガも
紹介しています。
気軽にトライして
みてくださいね。

ホットフラッシュ のぼせ・ほてり・発汗

運動で汗をしっかり出しましょう

突然、顔や頭が熱くなる「のぼせ」、胸のあたりや上半身が熱くなる「ほてり」、それにともなって脈拍が速くなったり、汗をかいたりする――こうした症状が「ホットフラッシュ」と呼ばれる、更年期の不調の一つです。

ホットフラッシュが起こる頻度は、人によって数日に1回のことも、1日に何度も起こることもあり、寝ている間に起こることもあります。緊張したときや、感情の変化の影響で起こることも。汗の程度も、ジワッと汗ばむくらいから、滝のように流れるくらいまで、さまざまです。

人と話をしているときに急に顔が熱くなってあわててしまったり、寝ているときにびっしょり汗をかいて着替えなければならなかったりすると、体にもメンタルにも大きな負担になるので、すぐにでも改善したいものです。

ホットフラッシュは、女性ホルモンを補うHRTや、エクオールのサプリメントをとることで大幅に改善します。このことからも、ホットフラッシュの原因に女性ホルモンのエストロゲンの減少が関係していることがわかります。ただし、エストロゲンの減少そのものによってホットフラッシュが起こるのでなく、増えたり減ったりする変動の影響を受け、自律神経のバランスが乱れることによって起こると考えられます。

漢方は、バランスを整えることを得意としており、漢方薬がよく効くケースもあります。ホットフラッシュには、**加味逍遙散**《かみしょうようさん》や**桂枝茯苓丸**《けいしぶくりょうがん》がよく用いられます（➡P82）。

セルフケアでは、まず自律神経を整える生活習慣を実践しましょう（➡P107）。とくに、「ゆっくり呼吸する」ことがお勧めです。また、**急に出る汗に困っている人は、汗やほてりに対する改善効果を期待できる有酸素運動や、次のページで紹介するヨガで汗をしっかり出しましょう。**そのあとは汗をかきにくくなりますし、気持ちもさっぱりします。

ホット
フラッシュに
効果的

しっかり汗を出すヨガ

ヨガや運動で思い切って汗を出してしまうと、
そのあと汗をかきにくくなります。

1

片足を前に出し、
反対の足を後ろに引く。
この体勢を
キープしながら
4つ息を吸う。

じんわり汗を
かくまで
何回くり返しても
OK

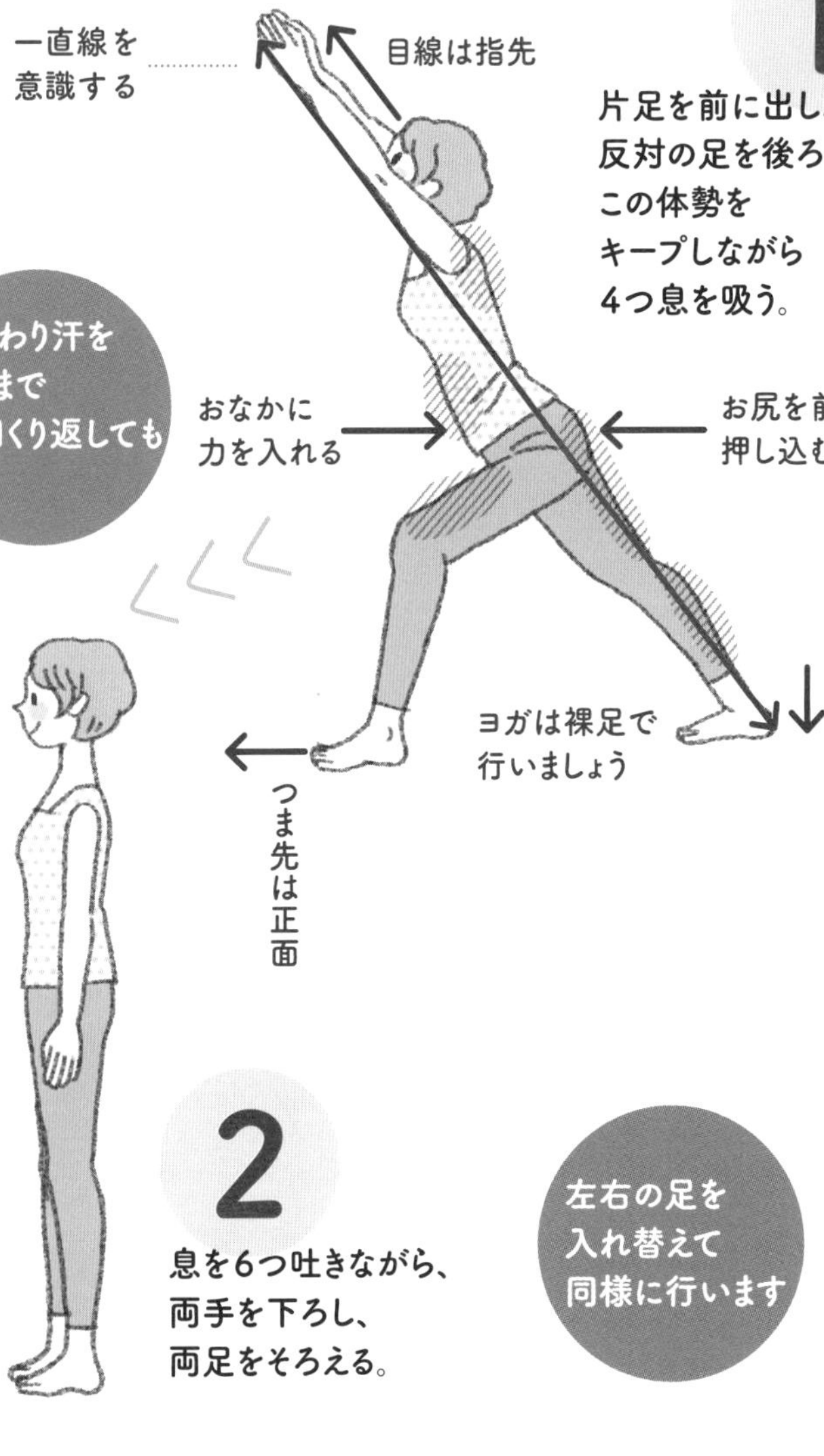

一直線を
意識する
目線は指先
おなかに
力を入れる
お尻を前に
押し込む
ヨガは裸足で
行いましょう
かかとは床につけて
踏みしめる
つま先は正面

2

息を6つ吐きながら、
両手を下ろし、
両足をそろえる。

左右の足を
入れ替えて
同様に行います

症状がまぎらわしい病気①

甲状腺の病気「バセドウ病」「橋本病」

汗をよくかく、イライラする、動悸がする。あるいは、疲れやすい、気持ちがふさぐ……更年期に多いこうした症状は、甲状腺の病気でも現れることがあります。甲状腺の病気は男性より女性に圧倒的に多く、発症しやすい年齢が更年期と重なるため、更年期による不調だと思って見逃してしまうことがあります。

甲状腺は、新陳代謝をコントロールする働きを持つ甲状腺ホルモンを分泌しています。この甲状腺ホルモンが過剰に分泌されてしまう「バセドウ病」や、分泌量が減ってしまう「橋本病」には、次のような症状が現れます。

バセドウ病（甲状腺機能亢進症の一つ）	橋本病（甲状腺機能低下症になることが多い慢性甲状腺炎）
体重が減る	体重が増える
暑がり	寒がり
汗をかきやすい	全身のむくみ
動悸がする	疲れやすい（バセドウ病も疲れやすくなることがある）
手指がふるえる	肌がかさつく、声がかすれる
イライラする	無気力
目が飛び出て見える	動作が遅くなる
軟便	便秘

バセドウ病や橋本病は、若い年代でも発症することがあります。上記のような症状が気になるときは、かかりつけ医か、内科や甲状腺の専門医を受診してください。

動悸・息切れ

手が小刻みにふるえることも

呼吸やリラックス時間で自律神経を整えて

理由もなく胸がドキドキしたり、息苦しさを感じたり。心臓や肺に問題はないのに起こるこうした症状は、やはり自律神経の乱れが原因と考えられます。ほかにも、息切れがする、深く呼吸できない、喉に何かがつまっている感じがする、手が小刻みにふるえるなどの症状が出ることもあります。

そんなときに、すぐに効果を得やすいのは、巻頭で紹介している**「ゆっくり呼吸」です**（➡P14）。紹介したのは、あぐらをかいて行うやり方ですが、立って行っても、椅子に腰かけて行ってもOKです。4秒でゆっくり鼻から息を吸い、吸ったときよりも時間をかけるイメージで、6秒でゆっくり鼻から息を吐きましょう。はじめは深い呼吸をしづらいと感じる人も、ゆっくり行うことを意識することで、徐々に深く呼吸できるようになります。

不安やストレスがあると、こうした症状が出やすくなるので、リラックスする時間を多く持つようにすることも大切です。夜は早めにお風呂に入り、ぬるめの湯に浸かって、そのあとは自分の好きなことをする時間にする。そして眠気が訪れたらすぐに寝る……。まずは1週間でいいので、そうした生活をしてみてはいかがでしょう。ただし、寝る前の趣味の時間は、気持ちが高ぶらないように、照明や音の刺激が少ないものにしましょう。

不安感が強いときは、医師の処方により**抗不安薬**を用いることもあります。また、気持ちを整える作用のある漢方薬の**柴《さい》胡《こ》加《か》竜《りゅう》骨《こつ》牡《ぼ》蛎《れい》湯《とう》**なども用いられます。

そうした治療を行う場合も、「ゆっくり呼吸」を取り入れて、リラックスする時間をつくり、睡眠を十分にとってください。

冷え

全身タイプ・末端タイプ・冷えのぼせ

運動で血流をよくして温めましょう

更年期の自律神経の乱れからくる不調は、のぼせ・ほてりなど顔や体が熱くなるものがある一方で、冷えに悩まされることもあります。

冷えの症状は人によって異なり、全身が冷えるタイプ、手足など体の末端が冷えるタイプ、顔や上半身は熱いのに手足が冷える「冷えのぼせ」などがあります。

冷えの改善に相性が良いのは漢方薬です。冷えのぼせには**桂枝茯苓丸**《けいしぶくりょうがん》が、のぼせをともなわず、足先から冷えてくるような冷えには**当帰芍薬散**《とうきしゃくやくさん》がよく用いられます。

運動で血流を促すと全身に血液がめぐって体が温まります。冷えのぼせは、汗で体を冷やさないように注意し、上半身が熱くても首や肩は冷やさないようにしましょう。

冷えに効果的

血流を促すヨガ

腰と太ももをつないでいる腸《ちょう》腰《よう》筋《きん》を動かして血流を促します。

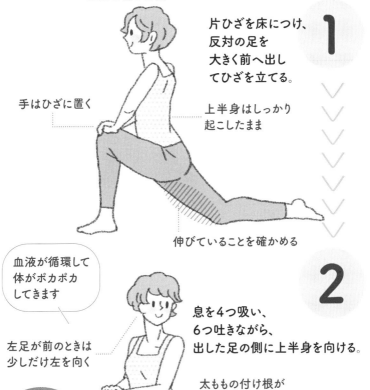

1

片ひざを床につけ、反対の足を大きく前へ出してひざを立てる。

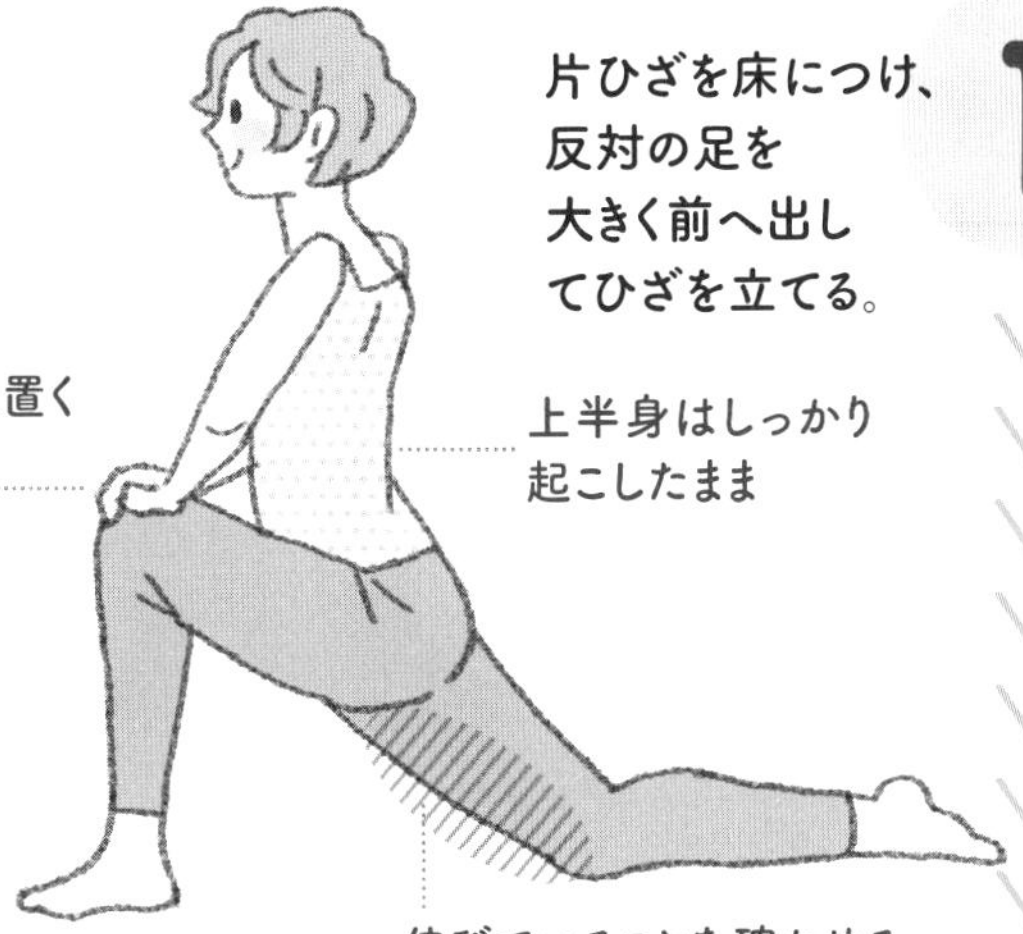
手はひざに置く
上半身はしっかり起こしたまま
伸びていることを確かめる

2

息を4つ吸い、6つ吐きながら、出した足の側に上半身を向ける。

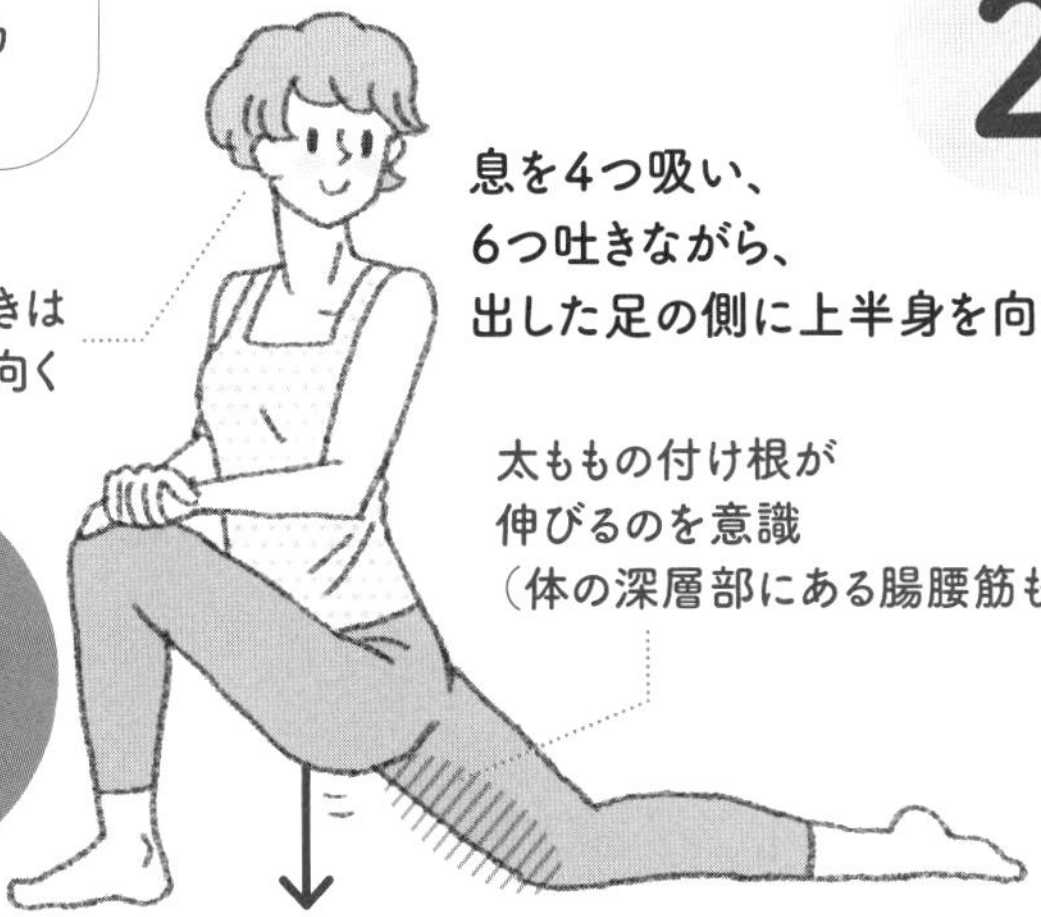
血液が循環して体がポカポカしてきます
左足が前のときは少しだけ左を向く
太ももの付け根が伸びるのを意識（体の深層部にある腸腰筋も動く）
息を吐きながら上半身を下に沈めるようにする

左右の足を入れ替えて同様に

疲れやすい・やる気が出ない

だるさ、倦怠感も

がんばろうとすると、かえって疲れが増幅

更年期には多くの人が、疲れやすさ、やる気の喪失、倦怠感などを感じます。けれども、更年期に「イライラ」や「うつ」といったメンタルの不調が出ることは比較的よく知られているのに対して、「疲れやすい」「やる気が出ない」という状態が更年期の特徴的な症状であることはあまり知られていないのではないでしょうか。そのため、単なる「歳のせい」と受け止めて、仕事や家事をがんばれなくなった自分にがっかりしたり、自分を責めてしまうこともあります。

更年期の疲れはなかなか回復せず、回復したと思ってもまたすぐに疲労感が出ることが特徴です。**自律神経の乱れが主な原因であるため、「気の持ちよう」ではどうに**

もなりません。何とかがんばろうとしても、空回りして、さらに疲労感が増すことにもつながります。がんばれないことを責めたりしないで、ケアすることが大切です。「いまはこのくらいできればＯＫ」と割り切って、まずはゆっくり休みましょう。

ヨガで気持ちを前向きに

十分な睡眠と規則正しい生活で、自律神経の乱れを整えることが、疲労感、やる気の喪失感のケアになります。

ただし、疲れやすさは甲状腺の病気などからくることもあるので、婦人科や内科で診察を受けると安心です（➡P113）。更年期症状であるとわかれば、ＨＲＴや漢方薬を用いた治療により、多くの場合はほかの症状と一緒に改善されます。

疲労感をやわらげるには軽い運動も効果的です。スポーツをするほどの気持ちになれない、それまでやっていた運動もやる気がしなくなった……というようなときも、できそうなことを見つけて、少し体を動かしてみましょう。体を動かしながら自律神経が整い、気持ちが前向きになるヨガ（➡P120）もお勧めです。

やる気が
出ないときに

前向きになるヨガ

疲れて何もやる気になれないときでも、
気持ちが明るくなります。

1

**足を腰幅に
開いて立つ。**

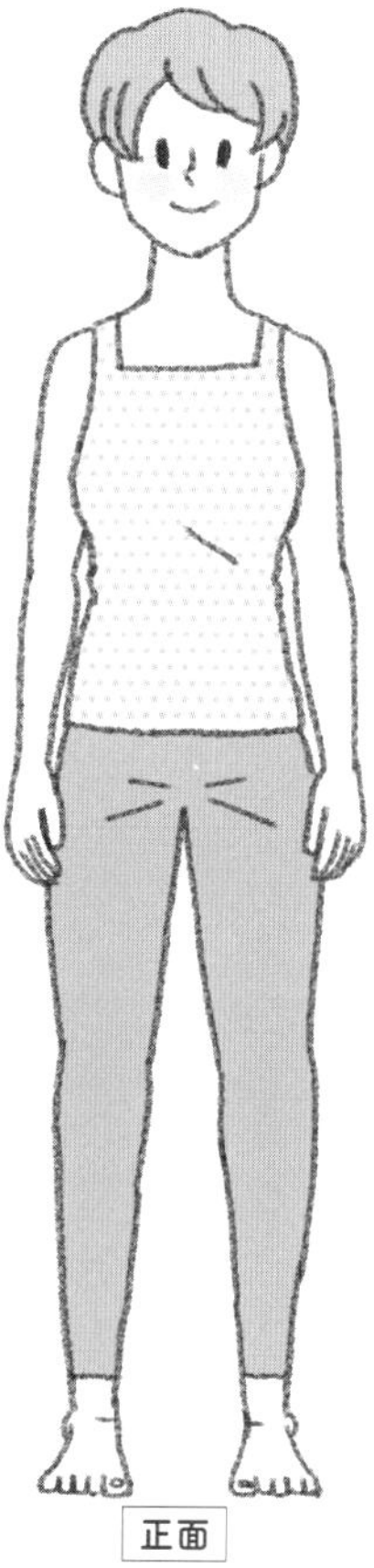

2

**片足を1歩前に出し、
後ろの足はかかとを上げる。**

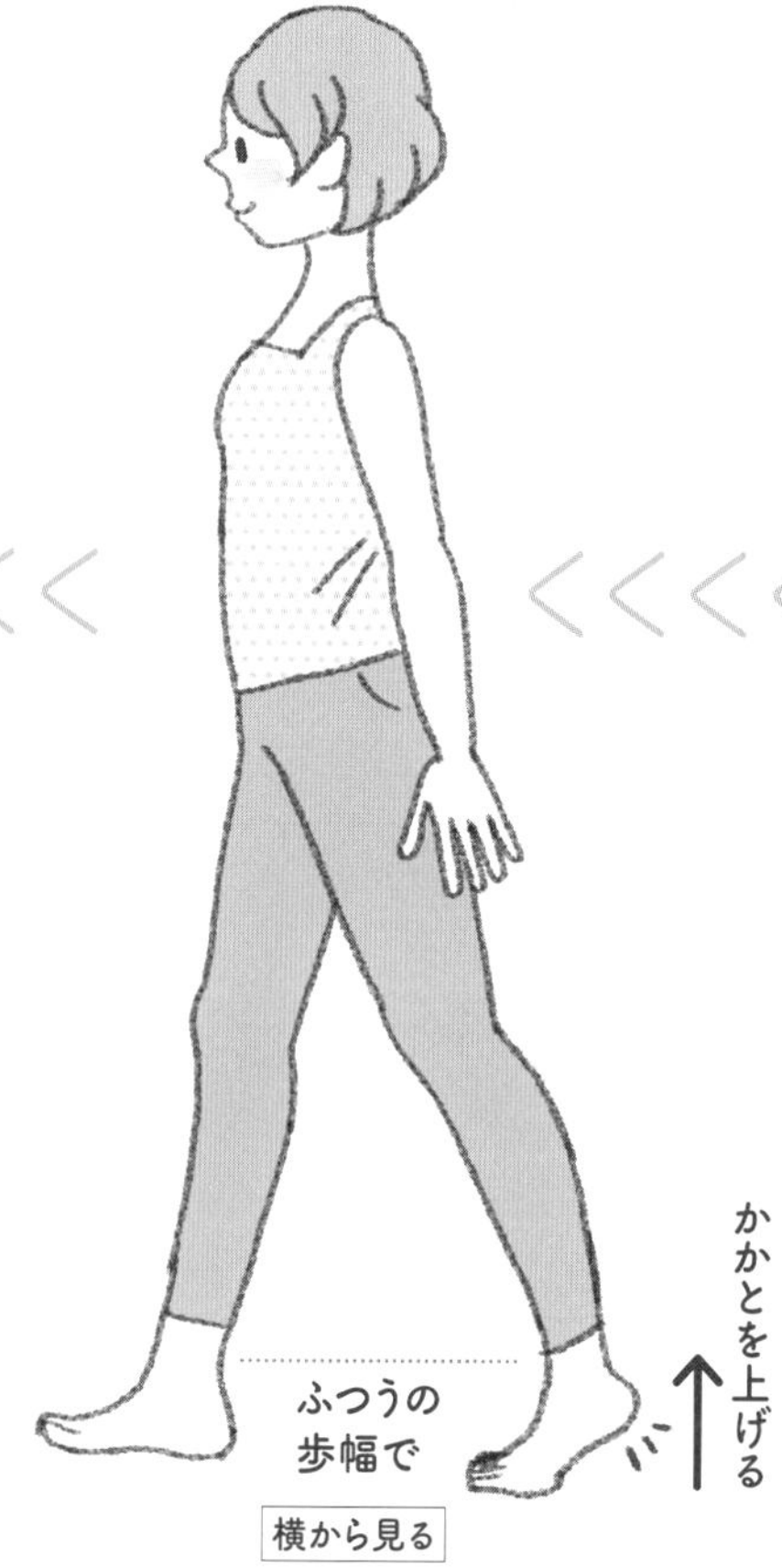

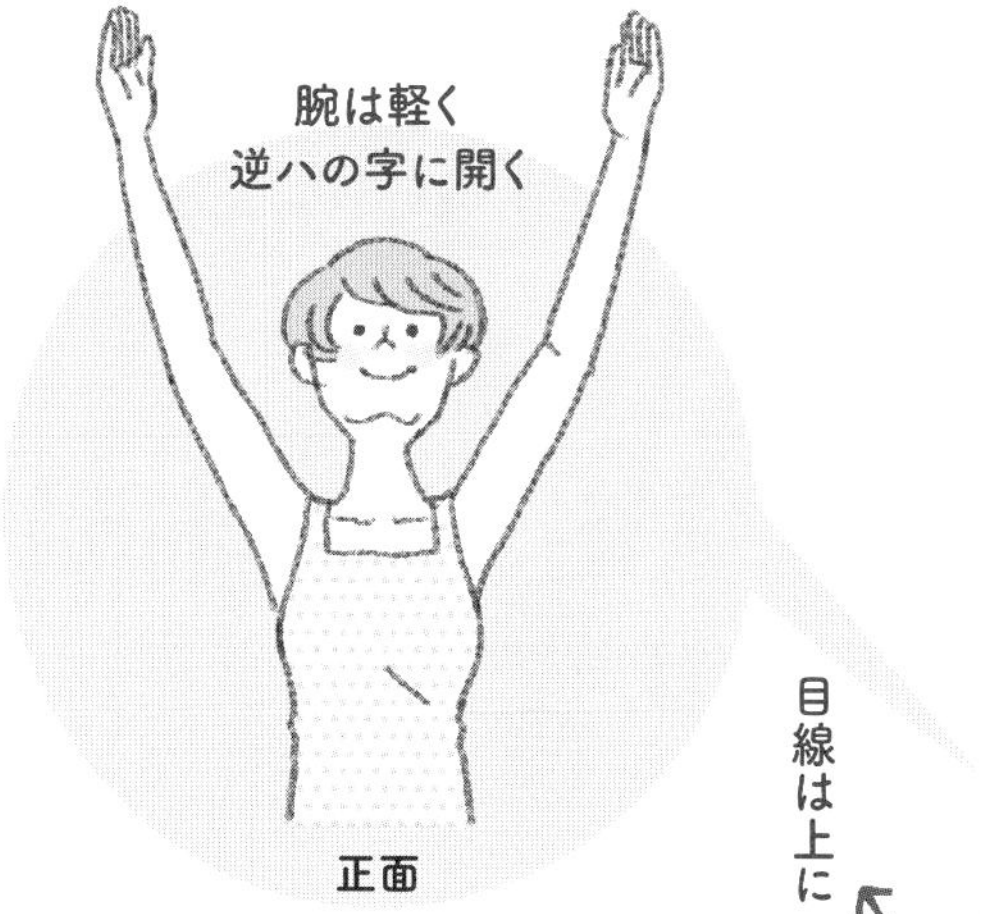
腕は軽く
逆ハの字に開く
正面

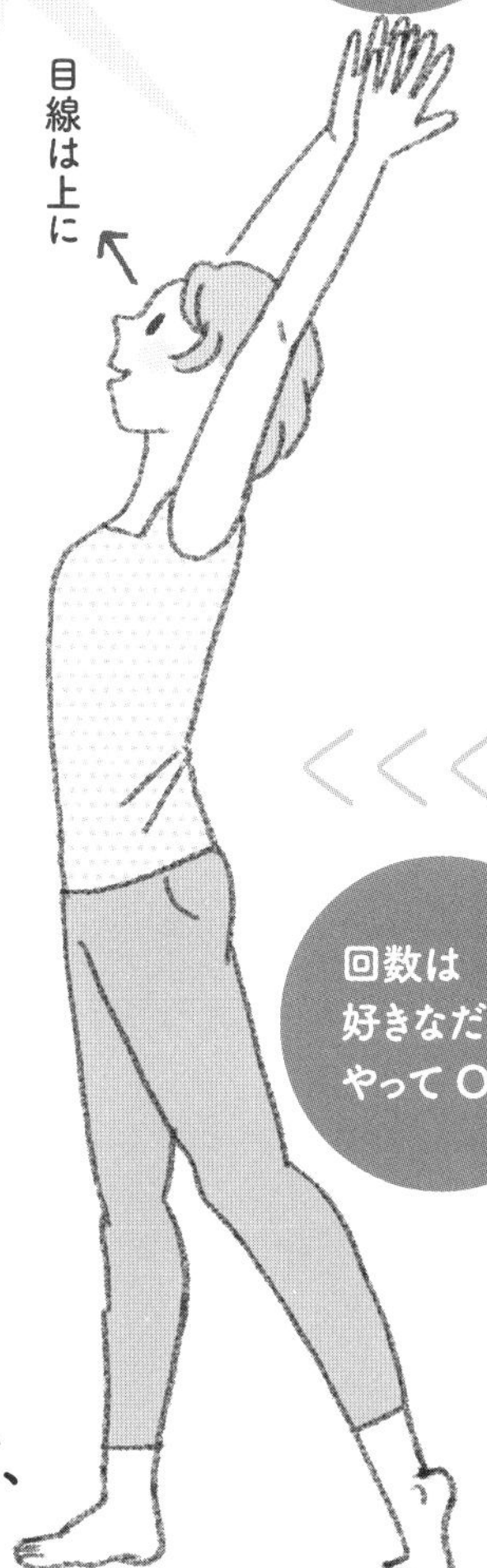
胸を
大きく広げる
目線は上に

1、2、3、4で息を吸う

5、6、7、8、9、10で
息を吐きながらもとの姿勢に

左右の足を
入れ替えて
同様に

回数は
好きなだけ
やってOK

3

**両ひざを伸ばし、
体重を前にかけながら
両腕を上げて伸びる。
伸びきったら息を4つ吸って、
6つ吐きながら 1 に戻る。**

めまい

ほかの病気の可能性にも注意

睡眠とリラックスがとくに大切

めまいも、自律神経の乱れが原因となって起こります。とくに、精神的ストレスや睡眠不足などがきっかけとなって症状が出ることが多いようです。ただし、めまいが急に起こった場合はメニエール病なども疑われるので、まず耳鼻科やめまい外来を受診してください（➡P123）。

更年期症状としてのめまいはHRTや漢方で改善されることがあります。漢方薬は、血行不良をともなう場合は**当《とう》帰《き》芍《しゃく》薬《やく》散《さん》**、メンタルが不安定な場合は**柴《さい》胡《こ》加《か》竜《りゅう》骨《こつ》牡《ぼ》蛎《れい》湯《とう》**などを選びます。また、自律神経を整える生活習慣が大切ですが、**めまいはとくに、睡眠を十分にとること、リラックスする時間を持つことで改善されやすくなります。**

Column

症状がまぎらわしい病気②

メニエール病

めまいの症状が出る、40～60代の女性に多い病気に「メニエール病」があります。メニエール病では、目の前がぐるぐる回転するようなめまいが10分以上続き、何度もくり返します。低い音が聞こえにくくなったり、耳鳴りをともなう人もいます。

メニエール病の原因は、耳の内耳のリンパ液が増えすぎることが関係し、ストレスや疲労がきっかけで発症することがあるといわれています。メニエール病のリスクを避けるためにも、リラックスと睡眠が大切ですね。

メニエール病と似ためまいの症状が起こるものに、「良性発作性頭位《りょうせいほっさせいとうい》めまい症」があります。これは、「耳石《じせき》」という砂粒状のものが耳石器からはがれ、三半規管に入り込むことが原因です。耳石の主成分はカルシウムなので、骨と同様、耳石がはがれ落ちることにはエストロゲンの減少が関係していると考えられています。

めまいが起こる病気には、脳血管障害などすぐに対処が必要なものもあります。めまいのほかに、ろれつがまわらない・半身にしびれがあるなどの症状をともなうときは、救急で医療機関を受診してください。

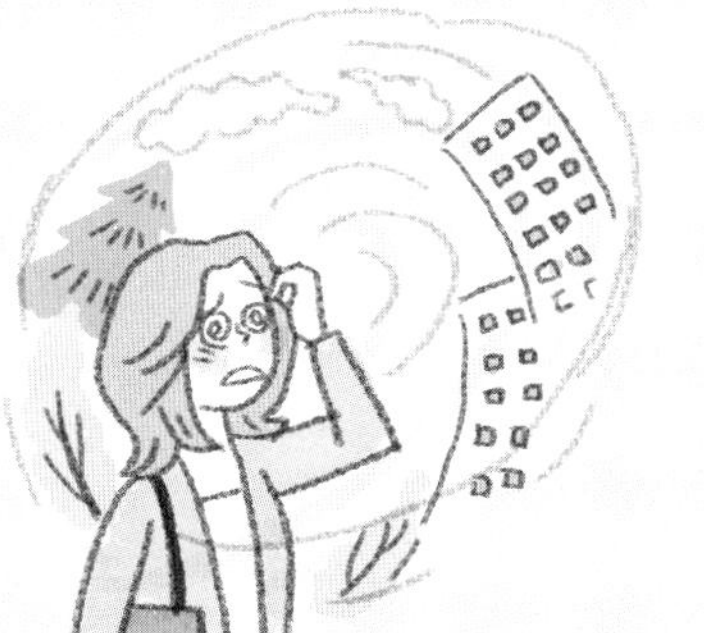

メニエール病では、周囲がぐるぐる回って見える「回転性めまい」が起こります

肩こり

筋肉の緊張や血管の収縮が原因

肩、首、背中を温める&ストレッチ

自律神経の乱れから、交感神経が強く働きすぎると、筋肉が緊張したり、血管が収縮しすぎたりして血流が悪くなり、肩や首がこります。ストレスや緊張する出来事、不安感などがあると、肩に力が入ってさらに症状が強くなります。

ＨＲＴやエクオールのサプリメントはエストロゲンの不足をカバーすることで、漢方薬は血流を促すほか、自律神経にアプローチすることで肩こりを改善します。

セルフケアのポイントは、「血流をよくする」「筋肉の緊張をほぐす」「温める」の3つ。軽い全身運動、ストレッチ、温タオルで肩や首を温める、入浴などでケアしましょう。ただし、片頭痛がある人は、頭が痛いときに運動や入浴をすると、血管が拡

張して頭痛が悪化することがあるので、頭が痛くないときに行いましょう。デスクワークを長時間行う人は、とにかくマメに立ち上がるようにしてください。

ストレッチは、肩、首、背中をいろいろな方向へ動かすとよいでしょう。

肩のストレッチ

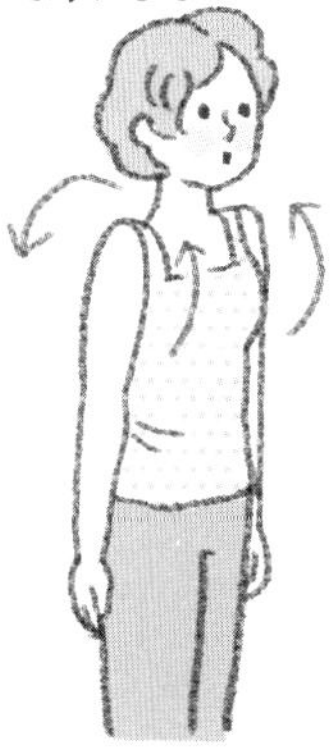
肩に力を入れないようにして動かす

息をゆっくり吸いながら、肩を前から回すように持ち上げ、ゆっくり吐きながら、後ろへ回すように下ろす。

首のストレッチ

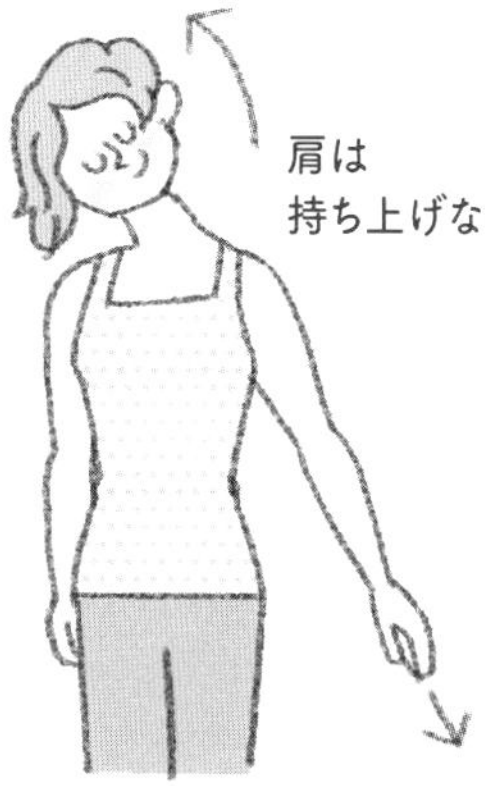
肩は持ち上げない

息をゆっくり吸いながら、首を左右どちらかに傾け、反対側の腕を斜め下に伸ばす。ゆっくり吐きながら、首と腕をまっすぐに戻す。

背中のストレッチ

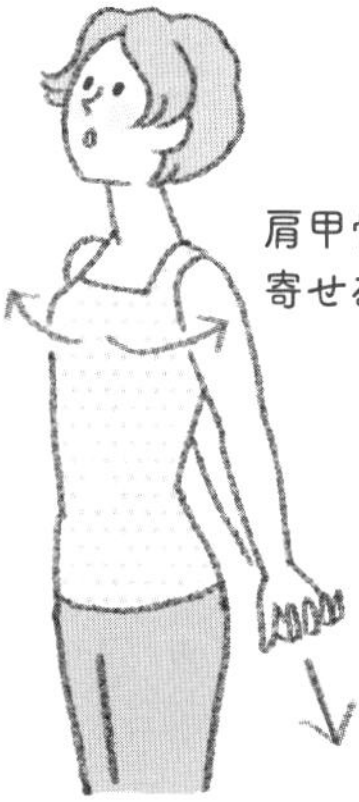
息を吐いて腕を伸ばしながら胸を開く
肩甲骨を寄せる

両手を背中の後ろで組み、息をゆっくり吸う。ゆっくり吐きながら、腕を斜め下に伸ばす。ゆっくり吸いながら腕をゆるめる。

手指のこわばり

関節の炎症で生じる

エクオールの摂取を検討しましょう

手指の関節がこわばる、痛い、手指がしびれる……こうした症状は、指の関節や腱《けん》を包んでいる滑膜《かつまく》の炎症によって生じるもので、更年期の女性に比較的多く現れます。エストロゲンには抗炎症作用があるため、やはりエストロゲンの減少が原因と考えられています。そのため、HRTや、エクオールの摂取によって改善効果を得られます。

とくに、**エクオール産生能がない・低い人**（⬇P84）**は、手指の関節の症状が出やすいという報告があるので、エクオールの摂取を早めに検討するとよい**でしょう。手指の関節のはれや痛みは放置すると悪化し、日常生活に影響を及ぼすため、早期からの対処が大切です。また、関節リウマチでも同様の症状が出るので注意しましょう。

症状がまぎらわしい病気③

関節リウマチ

朝起きたときに手指がこわばる症状は、関節リウマチの初期によく現れることが知られています。

関節リウマチは「自己免疫疾患」の一つで、自分自身の免疫が、関節の軟骨を破壊するように働いてしまいます。女性に多い病気で、初期の症状が更年期に出やすい手指の症状と同じなので、まぎらわしいことがあります。

関節リウマチは全身性の病気であるため、微熱が出ることなどもあり、肩、ひじ、ひざ、足指などの関節にも症状が出ます。ただし、はじめに手指だけに症状が出た場合、更年期症状なのか、関節リウマチなのかを見分けるのは難しいでしょう。

手指の症状が気になったときは、整形外科、とくに「手外科」の領域の専門医や、リウマチ科を受診して検査を受けましょう。

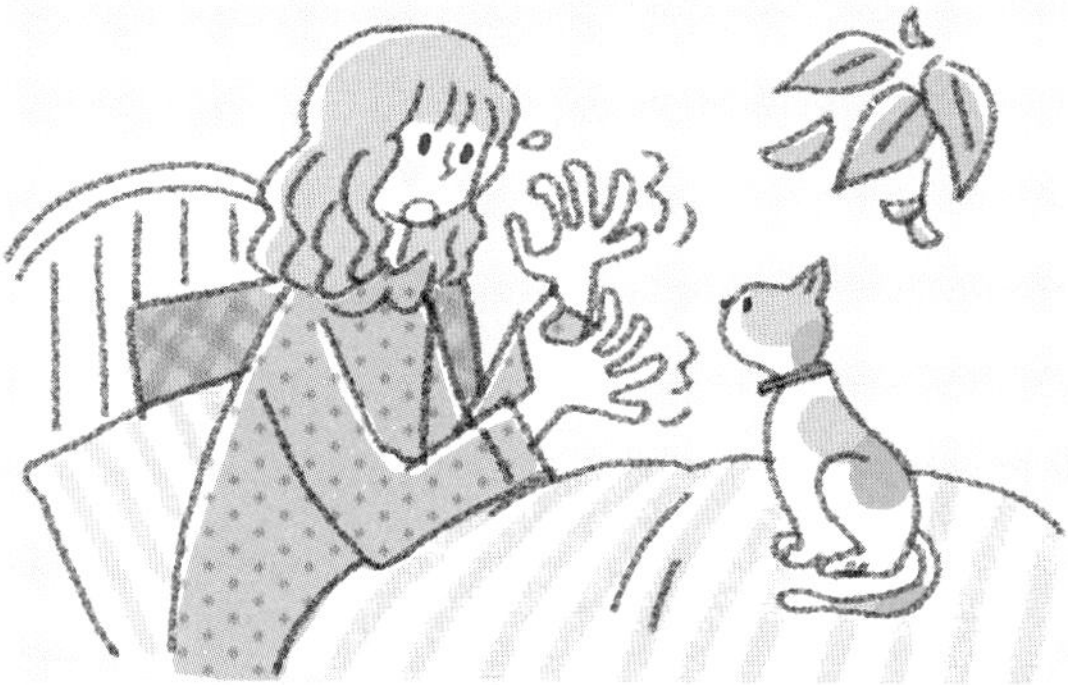

高血圧・脂質異常症

動脈硬化を進行させるもと

食事・運動・睡眠でしっかり対策を

女性ホルモンのエストロゲンには、LDL（悪玉）コレステロールを減らす働きや、血管をしなやかに保つ働きがあります。そのため、エストロゲンがほとんど分泌されなくなる閉経後には、「健康診断の結果を見てびっくり！」ということがしばしば起こります。現在、血圧にもコレステロール値にもまったく問題がない人も例外ではありません。

エストロゲンを補うHRTやエクオールのサプリメントは、高血圧や脂質異常症の予防・改善にも効果があります。もちろん、**脂質や塩分のとりすぎに注意する**など、まずは健康的な食生活を心がけることが大前提です（➡P94）。

食生活とともに大切なことは……もうおわかりのように、「運動」と「睡眠」です。**運動には、血圧を下げる効果、血中コレステロールの増加を抑える効果があります。**たまにやる運動ではなく、運動習慣として日常的に行うことが大切です。

睡眠不足はさまざまな面から健康に影響を及ぼしますが、たとえば**睡眠が十分でないと、食欲を抑制するホルモンであるレプチンの分泌が減り、食欲を増進させるホルモンであるグレリンの分泌が増えて、太りやすくなります。**太れば血圧はより上昇しやすく、脂質異常症もより悪化します。健康であるための確かな方法は、平凡なことのようでも、やはり、健康的な食事・運動・睡眠なのです。

なぜ、高血圧や脂質異常症がよくないのかを確認しておきましょう。これらは動脈硬化を進行させ、血管をもろくして、心疾患や脳血管疾患、脳血管性認知症などのリスクを高めます。

更年期の入り口のころには、あまりピンとこないかもしれませんが、やがてはごく身近な問題になります。早めに対策すればあわてずにすむので、更年期をよいきっかけだと思って、生活習慣に**てこ入れ**していきましょう。

尿もれ

骨盤底筋の衰え

出産経験や、エストロゲンの減少が関係

子宮や膀胱、大腸の出口である直腸は、骨盤に囲まれる形で守られていて、下からは骨盤底筋と呼ばれる筋肉群に支えられています（⬇P132）。女性の骨盤底筋には、尿道口、膣口、肛門という三つの穴がありますが、骨盤底筋が衰えることで起こりやすいのが「尿もれ」です。

出産を経験している女性は、出産時に骨盤底筋が大きなダメージを受けるので、対策をしないでいると、骨盤底筋の衰えが早く進んでしまう可能性があります。また、更年期に**エストロゲンが減少すると、骨盤底筋の柔軟性が失われて、腹圧がかかったときなどに尿もれを起こしやすくなります。**

男性の尿道が20㎝ほどあり、N字形をしているのに対して、女性の尿道の長さは3～4㎝ほどしかなく、形状もまっすぐなので、構造的にも尿もれをしやすいのです。

骨盤底筋はいつでも鍛えられます

最近では、さまざまな尿もれパッドが開発され、利用する女性も多くなりましたが、尿もれパッドはもしものときの備えとして使って、基本的には自分でコントロールできたほうがよいのではないでしょうか。

骨盤底筋は、ほかの筋肉と同様、自分で鍛えることができます。意識しにくい筋肉ですが、尿道口から膣口、肛門までを内側にキュッと引き込むように締めるだけで鍛えられます。いつでもどこででもできるので、コツを覚えて1日に何度も行うようにするとよいでしょう。トイレに間に合わなくなりそうなときも、この感覚を思い出してキュッと締めると我慢できます。

トイレが近い場合、漢方薬の**苓姜朮甘湯**《りょうきょうじゅつかんとう》や**八味丸**《はちみがん》なども用いられます。

次のページのヨガで骨盤底筋を強化できるので、ぜひ実践してみてください。

尿もれに
効果的

骨盤底筋を鍛えるヨガ

太ももの内側とお尻の筋肉を鍛えながら、
間接的に骨盤底筋を鍛えます。

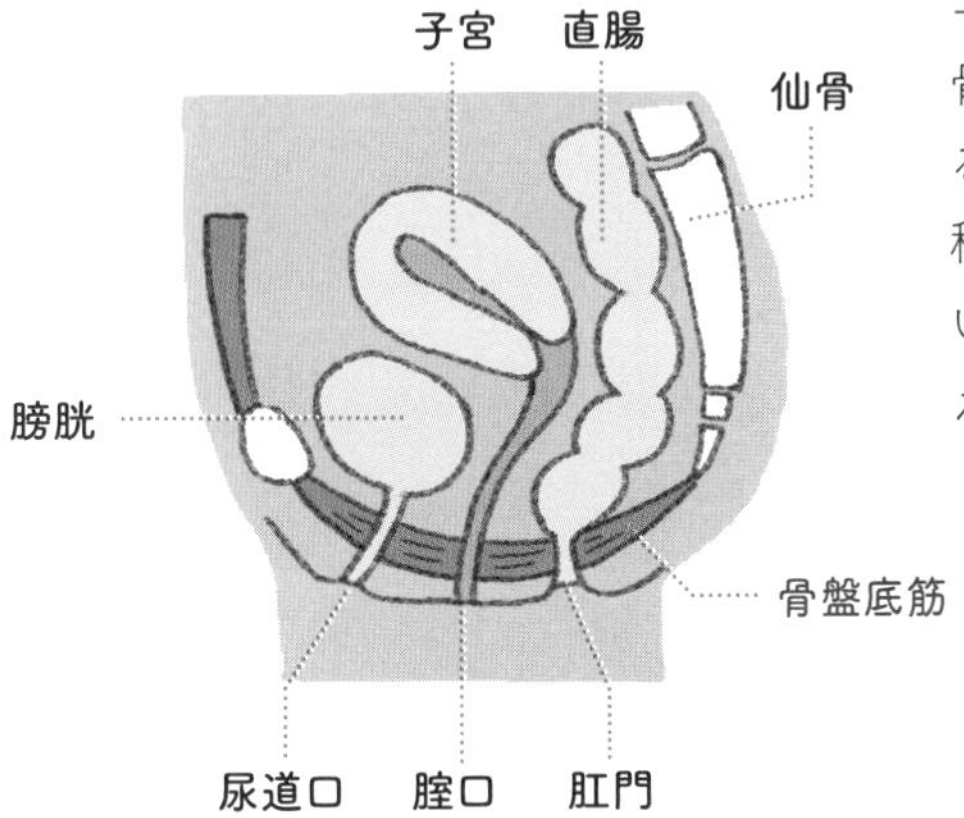

子宮
直腸
仙骨
膀胱
骨盤底筋
尿道口
腟口
肛門

骨盤底筋

骨盤の底をつくっているいくつかの筋肉を総称して骨盤底筋(群)といい、内臓を下から支えている

1

※お尻を締めやすい、自分に合った
厚みのタオルを使用しましょう。

**ひざを立てて仰向けに寝る。
タオルを四つ折りにして
ひざの間に挟む。**

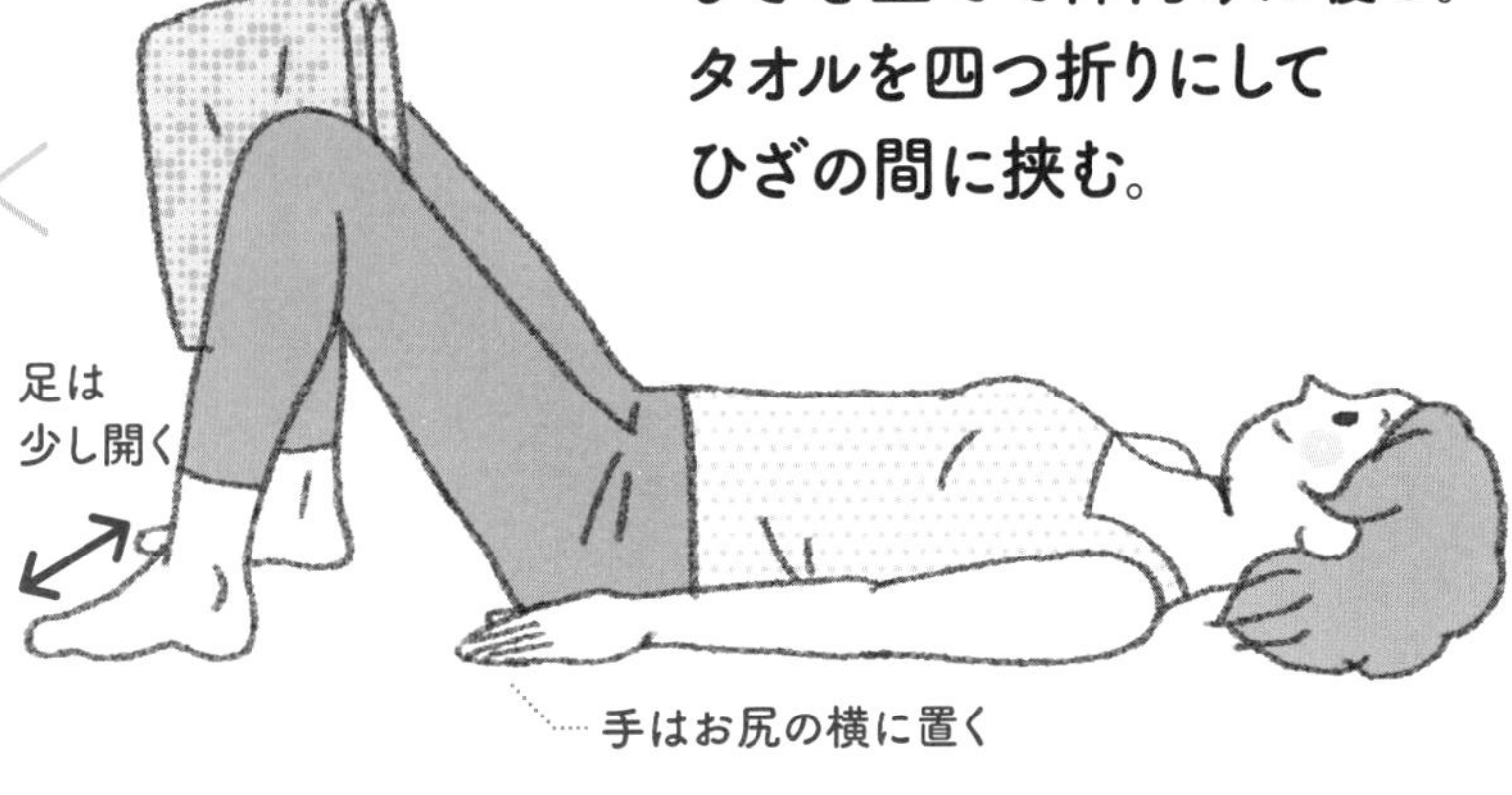

足は
少し開く
手はお尻の横に置く

お尻を持ち上げにくいとき

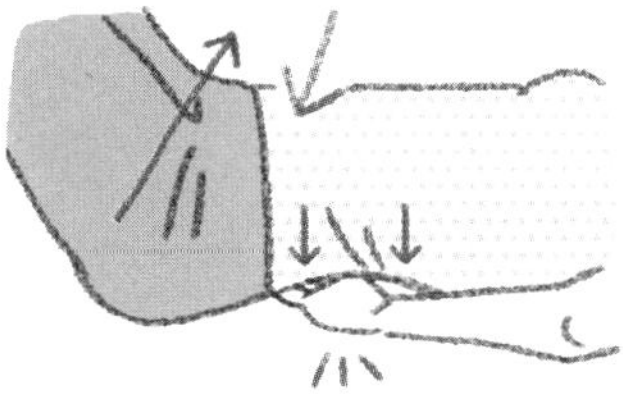

背中と床の間の隙間に手を差し込んで、背中で手をつぶすようにしてからお尻と内ももを引き締めて持ち上げてみましょう。

2

1日3～6回
行いましょう

お尻をギューッと締めて持ち上げる。
そのままで息を4つ吸い、6つ吐く。
背骨を上から一つずつ
床につけるようにして 1 に戻る。

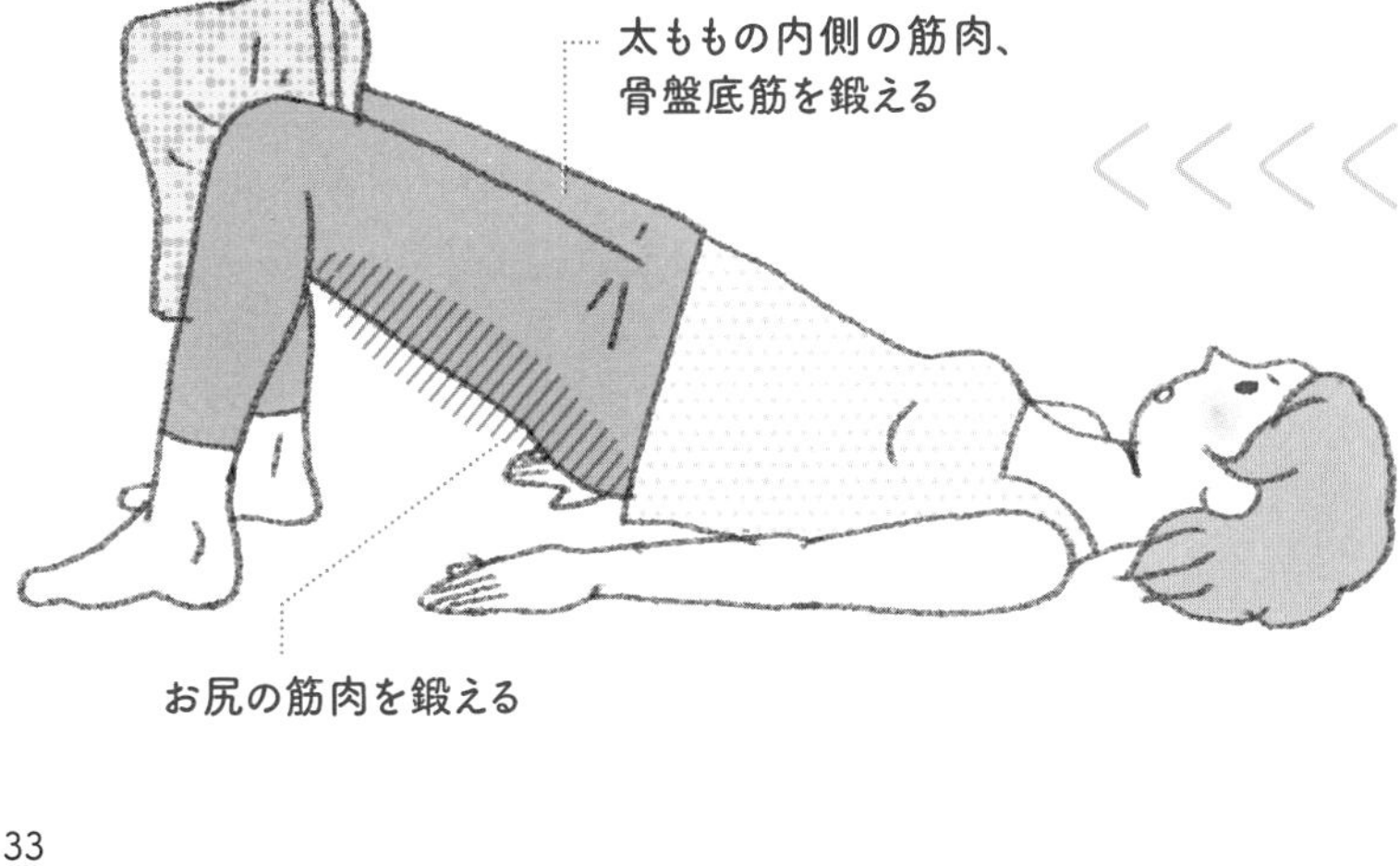

ドライシンドローム

目・鼻・口・膣・肌などの乾燥

全身の保湿を心がけ、部分ごとの対策も

エストロゲンが減少すると、体のさまざまな部分に「乾燥・うるおい不足」の症状が現れます。人によって乾燥を感じる部分は異なりますが、目、鼻、口、膣、肌などさまざまな場所に症状が出る可能性があり、ドライシンドロームと呼ばれます。

HRTを行うと、行っていない人と比べて、皮膚のコラーゲン量が増加し、保水効果が高くなるという研究報告があります。

全体の対策としては、室内を乾燥させないことや、保湿クリームをまめに塗ることが有効です。目や鼻の乾燥は、顔の近くに小さな加湿器を置くと症状がやわらぎます。

自律神経の影響もあり、とくに、ストレスが続いて交感神経が強く働くと唾液の分

泌が減り、口が渇きやすくなります。口の乾燥（ドライマウス）は、口臭の原因になったり、口腔内の衛生状態が悪くなったりするだけでなく、ウイルスや細菌に対するバリア機能も低下しますので、しっかり対策しましょう。**ガムを噛んだり、おしゃべりや歌を歌うことで唾液の分泌を促進する**のも良い方法です。喫煙は唾液の分泌を低下させますし、アルコールやカフェインなど利尿作用のある飲み物は乾燥につながるので、これらを控えましょう。

目の乾燥（ドライアイ）は、小まめに目薬を使うほか、目の疲労とも関係しているので、**ヨガで目の疲れをとる**のもお勧めです（➡P136）。

腟は、エストロゲンが減少すると弾力性も失われるため、萎縮性腟炎になりやすく、乾燥感とともに性交痛も起こりやすくなります。**萎縮性腟炎には、エストリオールという種類のエストロゲン**（➡P61表）**を補うことが効果的**で、飲み薬と座薬（腟剤）があります。婦人科で相談してみてください。

ドライシンドロームは、更年期以降も継続的な対策が必要になるので、自分に合った対策法を身につけましょう。

ドライアイにも効果的

目の疲れをとるヨガ

血流を促して目の疲労をとり、
ドライアイの症状をやわらげます。

ここに親指を当てる

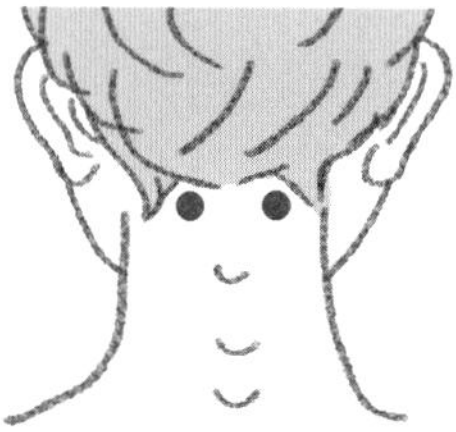

首筋の両サイドを髪の生え際まで親指でたどり、押すと気持ちよい部分に当てます。

1

首の後ろで両手の指を組み、
両親指を
首筋の両サイドに当てる。

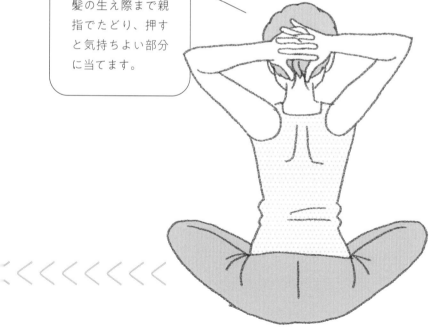

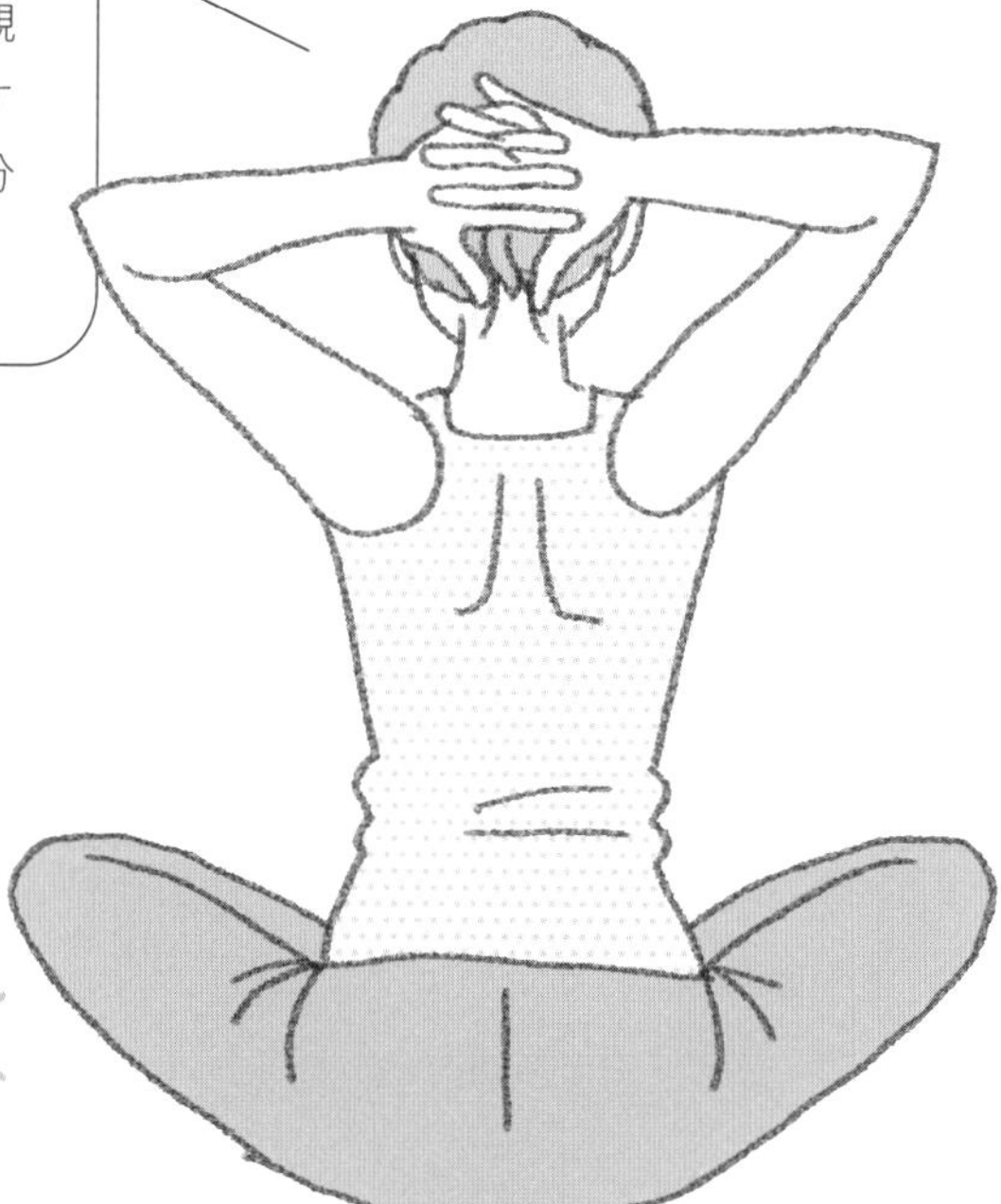

手でネットをつくる

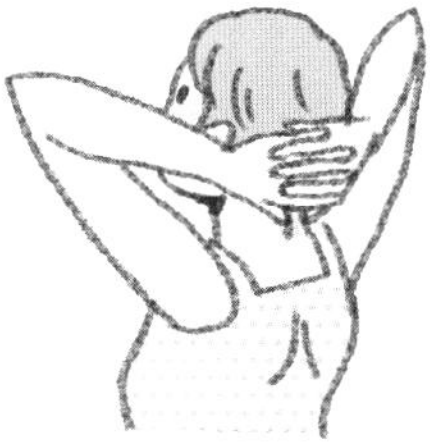

手の指でネットをつくるイメージ。頭の重さを手で支えます。親指に伝わる頭の重さだけで首筋を押します。

2

首を後ろに倒し、手のひらに頭をあずける。頭の重みが親指に伝わって首の2点が押される。

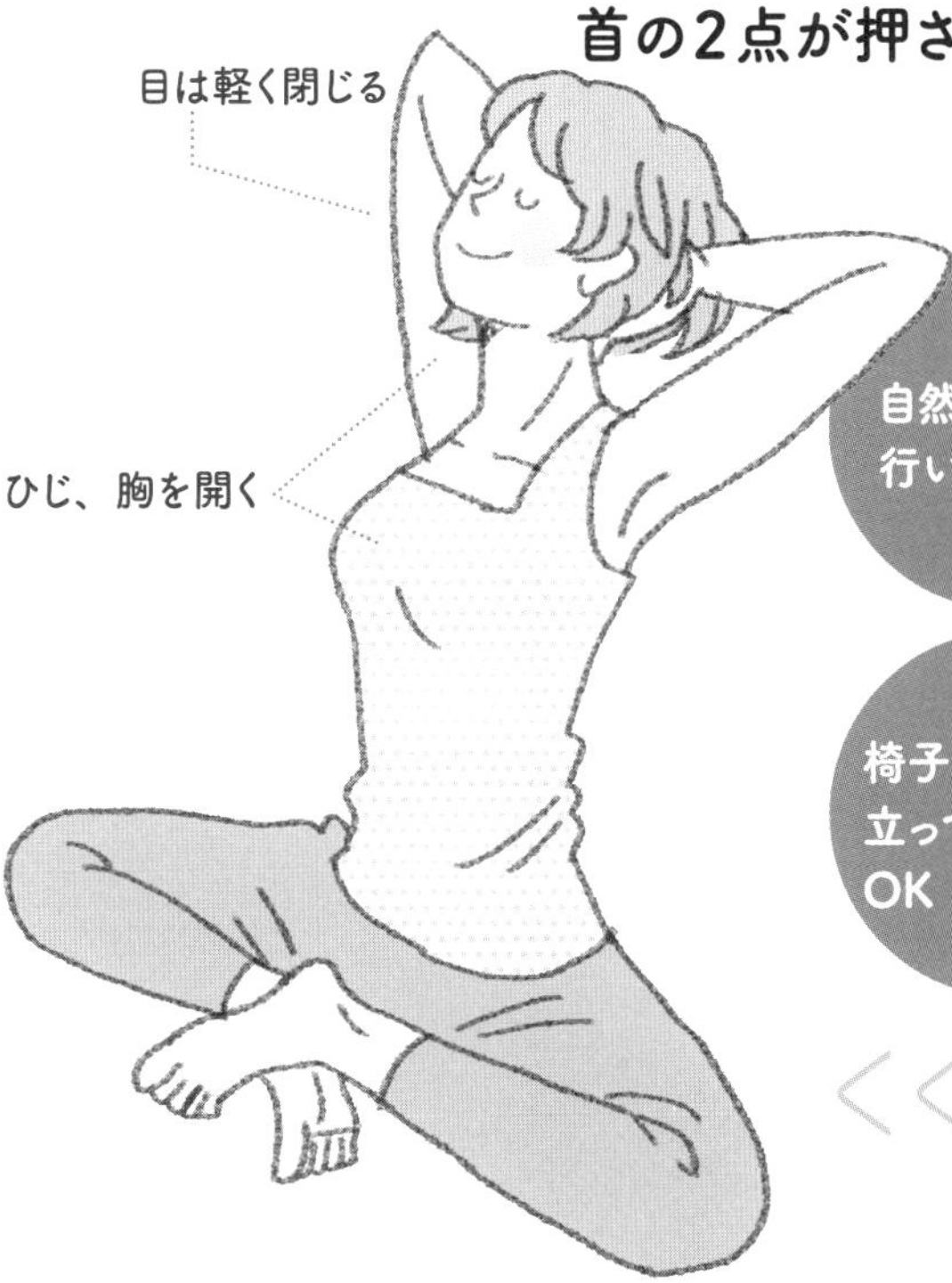

自然な呼吸で行います

椅子に座っても、立って行ってもOK

薄毛

エストロゲンの減少が関係

良い生活習慣が髪を健康にします

出産直後は、エストロゲンの分泌が激減するため（➡P9）、抜け毛が増えて髪のボリュームがなくなることがあります。この場合、エストロゲンの分泌がもとに戻れば、そのうち髪のボリュームも戻ります。

更年期にエストロゲンが減少していくと、やはり髪が細くなったり、本数が減るなどして、ボリュームは少なくなっていく傾向があります。閉経後はエストロゲンの分泌が増えることはありませんが、対策を行うことによって、髪を良い状態に保つことができます。

エクオール産生能（➡P84）がある人は、閉経後も髪の密度が変わらず、髪のコシ・

ツヤも、エクオール産生能がない人よりも良好だという研究報告があります。そのため、エクオール産生能がない人は、エクオールのサプリメントをとることで、髪の状態を良好に維持することが期待できます。

髪の状態には、ストレスや生活習慣も反映されます。ストレスによって交感神経が強く働きすぎると、血管が収縮して頭皮に栄養が行き渡りにくくなります。生活習慣でとくに注意したいのは睡眠不足です。**睡眠不足は成長ホルモンの分泌を減少させ、髪の成長を妨げます**。食生活では、髪の主成分はケラチンというたんぱく質なので、たんぱく質と、ケラチンの合成を助ける亜鉛が不足しないように気をつけましょう。亜鉛はカキ、煮干し、パルメザンチーズなどに多く含まれています。

髪の洗い方も見直してみましょう。**更年期には皮脂の分泌が少なくなるので、毎日シャンプーをすると頭皮を乾燥させてしまうことがあります**。シャンプー剤を使うのは1日おきくらいにして、お湯だけで洗う日を間に入れるなど、頭皮と髪の状態を見ながらちょうどよい加減を見つけてください。

一つひとつは小さなことでも、実践することで髪の状態は変わっていきます。

イライラ 交感神経が強すぎる状態

気持ちを切り替える方法を見つけましょう

イライラするのは、交感神経が強く働きすぎているときです。自分でコントロールできずにイライラしている自分がいやになったり、イライラを抑えようとして精神的に疲れてしまったりして、その状態からうまく抜け出せないこともあるでしょう。

まずは、睡眠を十分にとってみてください。睡眠不足はイライラをはじめ、抑うつや不安など、さまざまなメンタルの不調を引き起こします。

ホットフラッシュなど更年期のほかの症状をともなう場合は、**HRTでイライラが改善される**こともあります。

漢方薬では、**加味逍遙散**《かみしょうようさん》や**抑肝散**《よくかんさん》がよく用いられます。また、漢方では、食べ物も薬であると考えますが、イライラするときに甘いものや辛いものなどの刺激物をとるとイライラが助長されます。イライラすると刺激物を食べたくなる人も、なるべく控えるようにして、代わりに、イライラを鎮める作用があるとされる、三つ葉、セロリなどすっきりした香りの野菜や、柑橘《かんきつ》類など酸味のあるものをとってみてください。
どうしてもイライラが改善しないときは、婦人科だけでなく、心療内科や精神神経科に相談する方法もあります。

イライラしたときに気持ちを切り替えるには、好きなことに没頭するのがいちばんかもしれません。意識的に体や手を動かし、頭が空っぽになる時間をつくることがお勧めです。集中力を必要とする運動や手芸、ジグソーパズルなども心が落ち着きます。
人に対してイライラしてしまうときは、冷静なときに、「いま、こういうことでイライラしてしまう」などと話しておくと、自分は少し落ち着くことができ、接する相手も安心できるのではないでしょうか。

自律神経を整える「ゆっくり呼吸」（⬇P14）もお勧めです。胸を開くヨガも効果的なので、「**前向きになるヨガ**」（⬇P120）も行ってみてください。

更年期うつ 憂うつ・落ち込み・無気力など

十分な睡眠と休養で心を回復させましょう

病気には、女性がなりやすい・男性がなりやすい、という性差のあるものがあります。うつ病は、男性より女性のほうが患者数の多い病気です。**とくに女性がうつ病を発症しやすいのは、「月経前」「出産後」「更年期」**で、いずれも女性ホルモンが変化するタイミングであることがわかります。エストロゲンには抗うつ作用があるので、エストロゲンの減少も大きく関係していると考えられます。

更年期にうつ症状が出る人は多く、正式な病名ではありませんが「更年期うつ」と呼ばれることがあります。「うつ病」と「うつ症状」は異なり、更年期うつ（更年期のうつ症状）にはＨＲＴが有効です。それに対して、うつ病では、脳の神経伝達物質の欠乏が関係するため、神経伝達物質を増やしたり働きを高めたりする抗うつ薬を用います。ただし、更年期うつに抗うつ薬を用いることもありますし、うつ病でも抗うつ薬を用いずに治療することもあります。

自分が「うつっぽい」ことに、なかなか気づけないこともあります。単に疲れているだけでそのうち治ると思い、対処しないでいると、症状は重くなっていきます。「ひどく落ち込む」「何事にも興味が持てなくなった」「急に涙が出ることがある」などの症状があり、ほかにも更年期の症状があれば、まず婦人科を受診してください。

運動頻度の高い人は、更年期うつになりにくいという研究報告があります。運動をしている間は交感神経が優位になることで、運動を終えた後に副交感神経が優位になる状態をつくりやすくなり、自然とリラックスできます。メリハリをつけることで自律神経が整いやすくなりますし、**リラックスすれば睡眠の質がよくなり、よく眠ることでうつ症状も改善されていきます。**

うつ病においても、抗うつ薬だけで治ると考えるのではなく、睡眠時間を十分にとり、休養して、心のエネルギーを回復させましょう。

睡眠トラブル さまざまな種類と原因

更年期の不調が睡眠を妨げ、睡眠障害が不調のもとに

睡眠は更年期の不調、そして心身の健康と深くかかわり合っています。ホットフラッシュや不安感などの更年期症状によって睡眠が妨げられることがある一方で、睡眠不足からうつ症状が出やすくなるなど、相互に影響があります。良い睡眠のためにも更年期の不調の改善が、不調を改善するためにも良い睡眠が大切ですね。

睡眠トラブルの種類はさまざまですが、いくつかのケースと対策を紹介します。

●遅く寝る習慣がついていて寝付けない

朝、日光を浴びると、約14～16時間後にメラトニンというホルモンが分泌され、その後、眠気を催します。早く眠ろうとしても、遅く寝る習慣がついていて寝付けない

人は、**朝起きたらまずカーテンを開けて、日光を浴びましょう。**

●手足が冷えて寝付けない

睡眠には、深部体温（体の内部の温度）を下げることによって脳と体を休ませる仕組みがあるため、**眠りに入る際は、手と足先から熱が放散されます。手足の冷えが強いと熱を放散しにくく、深部体温がなかなか下がらずに、寝付きが悪くなります。**就寝の1〜2時間前にぬるめの湯で入浴し、血行をよくすると、そのあと熱を放散しやすくなります。湯温が高いと交感神経が活発になってしまうので気をつけましょう。

●ホットフラッシュで目が覚める

更年期には、寝ている最中に体が熱くなる・発汗する・動悸がするといった理由で目が覚めてしまうことがあります。ホットフラッシュの改善（➡P110）が重要ですが、目が覚めてもまたすぐに眠ることができれば、影響は少なくて済みます。すぐに寝付くためには、目が覚めても明かりはつけず、トイレに行く場合も小さな明かりだけにして、**光の刺激を受けないようにします。**スマホも見ないようにしましょう。

●尿意で目が覚める

寝付いたあと、夜間に一度でもトイレに起きることがあれば、「夜間頻尿」という症状です。高齢になれば、夜間に一度もトイレに起きない人のほうが少なくなりますが、更年期世代で頻尿が気になる場合は泌尿器科で相談するとよいでしょう。ただ、実際に尿意で目が覚めるケースだけでなく、眠りが浅いために目が覚めて、そのときに尿意があるように錯覚してしまうケースもあります。その場合は睡眠の質を高められるように、次の「**良い睡眠のための生活習慣**」を参考にしてください。

良い睡眠のための生活習慣

①朝、日光を浴びる　②昼間、適度な運動をする
③夜、パソコンやスマホを控える
④夕方以降はカフェインをとらない
⑤寝酒をしない（アルコールは眠りを浅くする）
⑥寝る前は暖色系の明かりで過ごす（蛍光灯やスマホ画面の光は覚醒作用が強い）

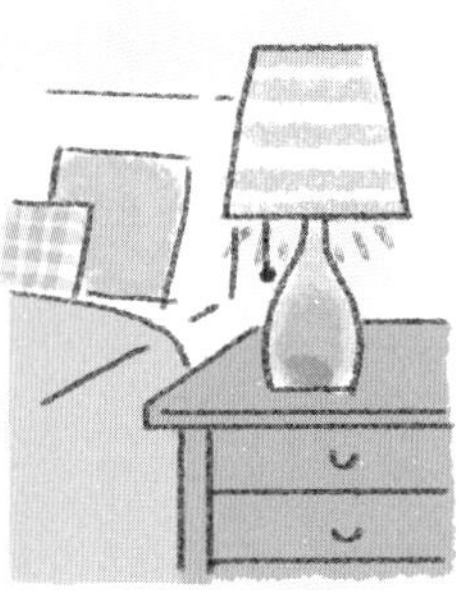

つま先を温めると◎

寝付きをスムーズに

つま先を温めることで熱を放散しやすくなり、
眠りを誘います。

行い方

仰向けに寝る。
片足のひざを立て、
もう一方のつま先を
手のひらで包み込んで温める。

深くゆっくり呼吸しながら行います

左右、交互に

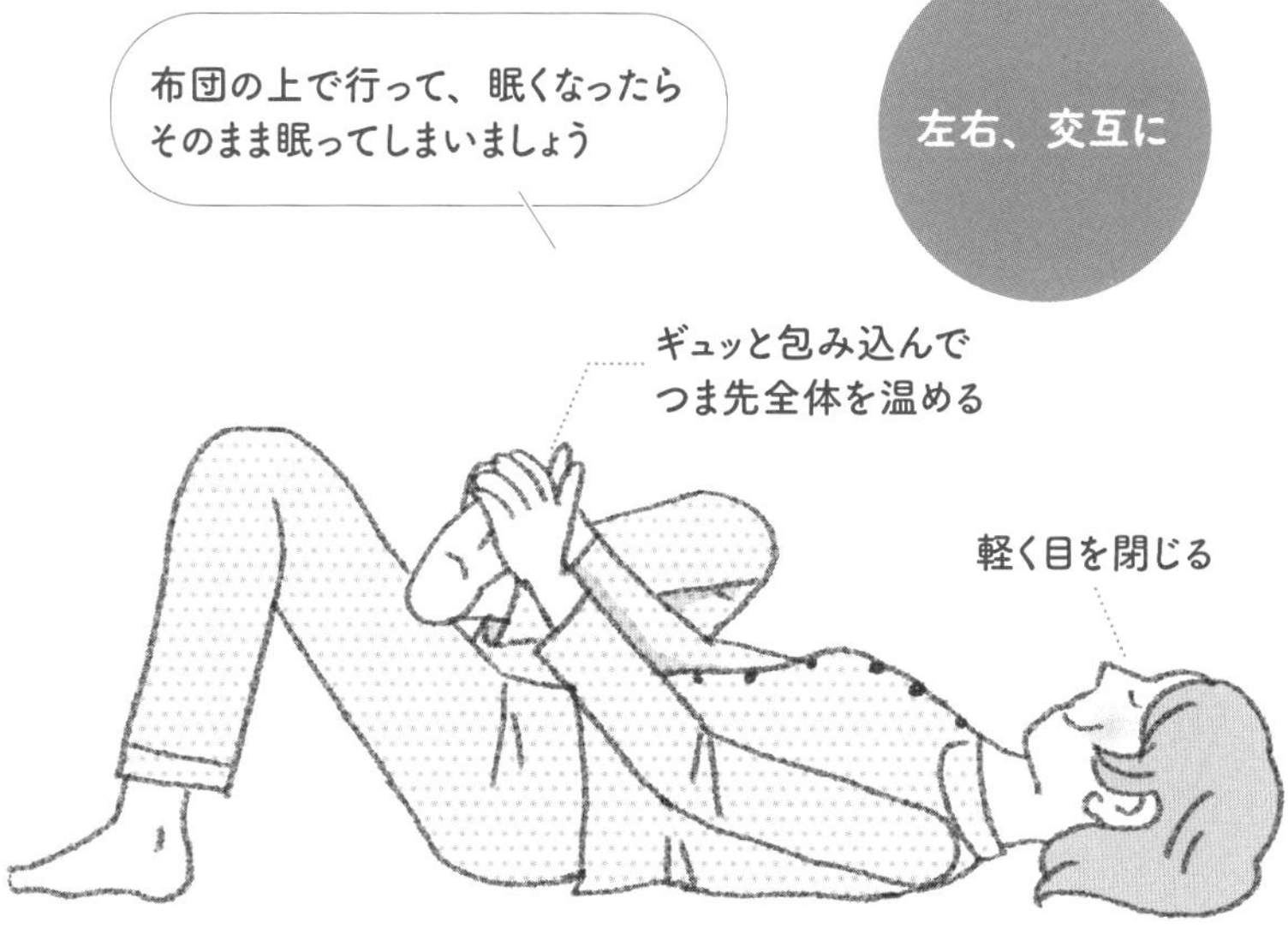
布団の上で行って、眠くなったらそのまま眠ってしまいましょう
ギュッと包み込んでつま先全体を温める
軽く目を閉じる

Column

人の力を借りるのもセルフケアの一つ

第４章で紹介しているセルフケアは、食事・運動・睡眠について見直して、それまでとは少し変えることに取り組む更年期対策です。更年期というゆらぎの時期をできるだけ体調良く過ごすには、そうした地道な対策が欠かせません。

セルフケアは、何よりも「自分の健康を自分で守ろう」という意志を持つことが大切で、我慢している不調があるなら、我慢するエネルギーを、少しでも前向きな取り組みに変えられるようにしていきましょう。

とはいえ、自分で取り組むことばかりではなく、ときにはアロママッサージを受けたり、整体でほぐしてもらったり、人の力を借りて行うこともセルフケアの一つです。誰かにケアをゆだねると、自分で自分に行うのとは違う、特別な効果を得られます。それをきっかけに、「少し運動してみよう」「食事に気をつけてみよう」という気持ちにもなれそうです。

大切なのは、すべてを人任せにするのでなく、自分自身で「健康のベース」をつくること。**更年期を体調良く過ごすために行ったことが、10年後、20年後の健康を支えるベースになるように、できることを一つずつ実践してみましょう。**

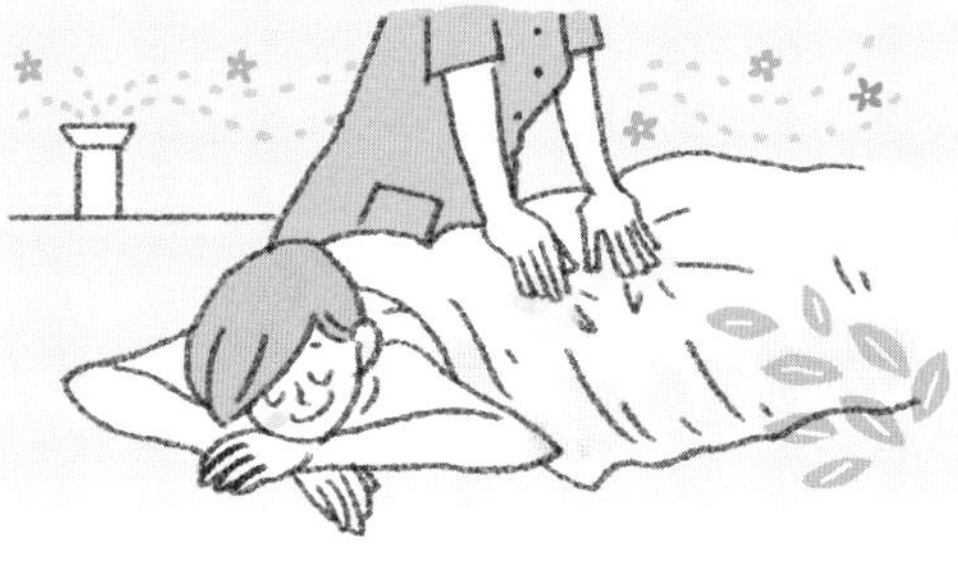

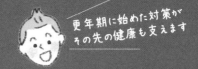

更年期に始めた対策が
その先の健康も支えます

第5章

更年期から先の
人生の不安を解決！

〝銀ちゃんと考える〟更年期の先の人生

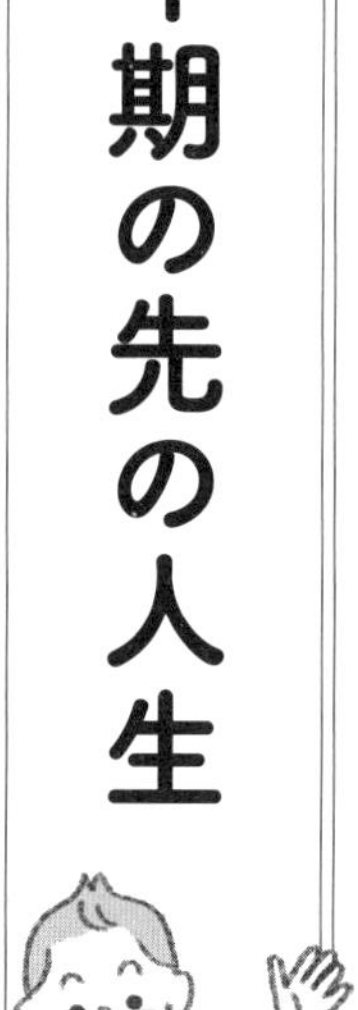

更年期を過ぎれば晴れやかな日々が訪れる!?

ここからは、高尾家のネコ・メンバーズを代表して、黒ねこの銀ちゃんと一緒に考えてみたいと思います。まず、銀ちゃんから見て、ひとの……とくに更年期くらいからの女性はどのように映っているのでしょうか？

高尾　「銀ちゃんから見て、私くらいの年代の女性ってどんなふうに見える？」

銀ちゃん　「うちの主《あるじ》（高尾先生のこと）は、幸せそうだニャ。でもやっぱり、更年期というヤツにはちょっと苦労させられている？」

高尾　「そうね。更年期前半は、女性ホルモンのエストロゲンの変動からくる不調

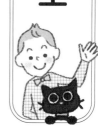

があるし、閉経を経て更年期後半は、エストロゲンがほとんどない状態に慣れていくまでにひと苦労するかもね」

銀ちゃん「ふーむ……。でも、更年期が過ぎれば、晴れ晴れ〜とした感じになるの？」

高尾「ま、いまも晴れやかに過ごしているけれど、ちょっと疲れやすくなって力をセーブしたりはするから、更年期が過ぎたらもう一度ギアを入れ直して、また思いっきり力を出せるかなーと楽しみにしているのよ」

銀ちゃん「人間は長生きだからニャ。更年期のあとも、40年とか50年とか、人生が続くよね！」

高尾「そうそう。だから、それぞれの時期を楽しまないと、もったいない。人生の後ろ半分がつまらなくなっちゃうのは残念すぎるし」

銀ちゃん「いっぱい楽しんでほしいよね」

高尾「ところがね、人間はある程度ちゃんと考えて生活していないと、思うようには楽しめないものなのよ」

銀ちゃん「んん？」

人生100年時代の
新たなステージで考えること

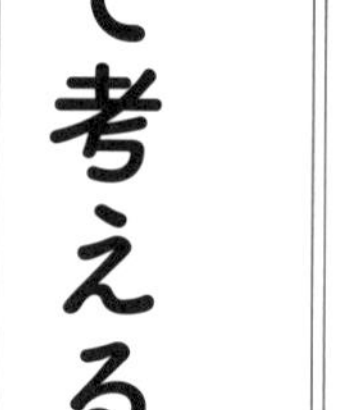

健康でいることで不安を減らしましょう

銀ちゃん「人間は何を考えなければならないの？」

高尾「いまはね、『人生100年時代』といわれているの。でも、100歳まで働く人は少ないから、そうすると、収入がなくなって生活に困らないかとか、不安になることがあるわね。それに、みんなが長生きするわけでもないから、親しい人が亡くなったら孤独になっちゃうかな……とかも考えると、経済的なこと、社会的なことを前もって考えていくことが大切なのよ」

銀ちゃん「難しいことだニャ」

高尾「でもね、とってもシンプルなこともあるわよ！　それは『健康でいること』

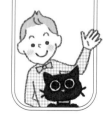

です」

銀ちゃん「ニャンと〜! でも、健康でいるための生活って、第4章でいろいろ見たよ。更年期のあとって、それとは違うの?」

高尾「銀ちゃん、賢い! 女性は更年期ごろから、それまで健康を守ってくれていたエストロゲンのサポートがなくなるから、〝生活そのもの〟で健康を守れるように生活習慣を見直して、改善すべきところは改善するのよね。エストロゲンのサポートがない状態は更年期が過ぎても続くのだから、更年期に生活習慣を見直したら、基本的にはそれを続けていくことが大切ね」

銀ちゃん「エストロゲンみたいにサポートしてくれるものは、もうずっとないの?」

高尾「更年期にHRTを行っている人は、動脈硬化や骨粗しょう症を予防するために、経過観察しながらずっと続けることも可能よ。ほかにも、エクオールのサプリメントを血管や骨の健康維持、手指の症状の予防などに役立てることもできるわ」

銀ちゃん「味方を増やして、不安を減らす作戦だニャ」

「守り」の計画を立てましょう

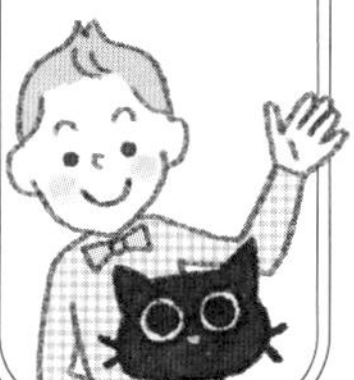

検査を受けることをスケジュールに入れて

銀ちゃん「〝健康でいるための作戦〟って、もっといろいろあるの？」

高尾「たくさんあるけれど、女性ホルモンに守られるのとは別の〝守り〟から考えるのも大事かな」

銀ちゃん「別の〝守り〟といいますと？」

高尾「女性には、男性よりなりやすい病気や、女性だけがなることのある病気があるから、もしもそんな病気になったときはなるべく早く発見して治療できるように、定期的に検診を受けてほしいの。それも大切な〝守り〟よ」

銀ちゃん「ニャるほど。左ページの検査だニャ」

更年期前後からの検査の受け方の目安

骨粗しょう症

閉経後は年1回を目安に骨粗しょう症の検査をすることをお勧めします。P158から紹介している対策は、閉経後でなく、すぐに始めましょう。

子宮頸がん

20歳以上の女性は2年に1回の細胞診検査が推奨されています。
※この先、HPV（子宮頸がんの原因となるウイルス）に感染していない＝HPV陰性であれば、5年に一度の検診に変わっていきます。

子宮体がん（子宮内膜がん）

閉経後に出血があるときは、子宮の奥にできるがんである、子宮体がんが疑われます。経腟超音波検査で子宮内膜に異常があるかチェックできるので、子宮頸がん検査と同じタイミングで受けるとよいでしょう。

卵巣がん

発症率が高いのは50～60代です。子宮頸がん検査と同じタイミングで経腟超音波検査を受けるとよいでしょう。

乳がん

40歳以降は2年に1回を目安にマンモグラフィ検査を受けることが推奨されています。閉経後の肥満は乳がんのリスクを高めるので、太らないことは乳がん予防になります。

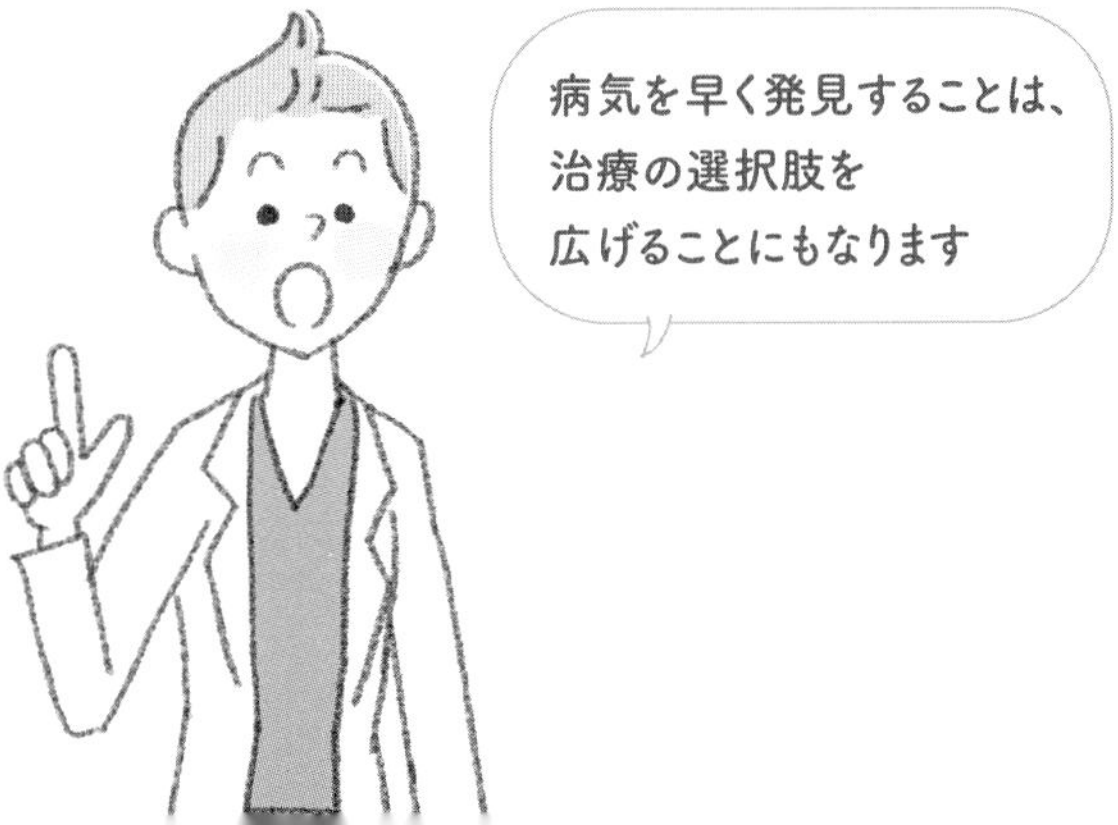
病気を早く発見することは、
治療の選択肢を
広げることにもなります

骨粗しょう症を防ぎましょう

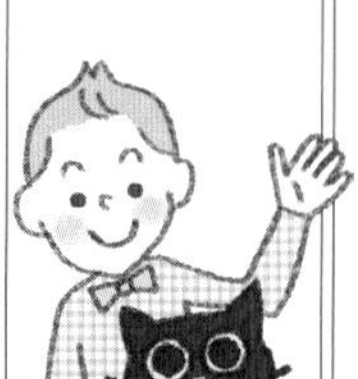

女性の健康寿命は男性より短い？

銀ちゃん「ところでさ、日本は世界第1位の長寿国で、女性は男性より5年くらい長生きするんだよね？」

高尾「よく知っているね！　でもね、手放しで喜べるわけでもないのよ」

銀ちゃん「ニャニャ？」

高尾「WHO（世界保健機関）が、『世界保健統計2023』で発表しているのだけど、平均寿命と健康寿命の差が、日本人男性は8・9年、日本人女性は11・4年もあるの。つまり、歳をとってから不健康でいる期間が、男性も長いけど、女性はさらに長いということなの」

銀ちゃん「それはちょっと悲しい……。なぜ女性の不健康な期間がそんなに長いの？」

高尾「原因の一つに、女性は骨粗しょう症になることが男性よりずっと多くて、転んで骨折すると、それをきっかけに寝たきりになることも少なくないってことがあげられるわ」

銀ちゃん「女性が骨粗しょう症になりやすいのは、確か、エストロゲンが……」

高尾「そうそう、エストロゲンには骨量を維持する働きがあるから、エストロゲンがなくなると、とたんに骨がやせたり、もろくなったりしやすいのよね」

ほおのたるみは骨粗しょう症のサインかも！

銀ちゃん「骨がやせたりもろくなったりしても、外からはわからないよね？」

高尾「正確にはわからないけれど、ちょっとしたサインはあるかもしれない」

銀ちゃん「サイン？」

高尾「実は、骨は顔の骨からやせることがわかっているの。とくに下顎《したあご》の骨から骨密度が低下するというデータもあるわ」

銀ちゃん「ああー。失礼ながら、年齢を重ねた方は、ほおがたるんだり、フェイスラインがぼやけていたりするよね」

高尾「コホン。骨って、衝撃が加わることで強く保てるのだけど、顔の骨には衝撃が加わりにくいし、体重もかからないから、骨密度が早くから低下しやすいのよ。ただ、やはり見た目だけではわからないから、きちんと骨密度を測定して、定期的に骨の状態をチェックすることが大切です」

銀ちゃん「了解！　じゃあ、検査を受けるのは『守り』だから、骨粗しょう症にならないための『攻め』の作戦はあるかニャ？」

高尾「骨密度が低下するのを完全に止めることは難しいけれど、できるだけゆるやかにして、骨粗しょう症を防ぐ方法はバッチリあるわ！」

運動と骨の栄養で骨密度を維持！

高尾「骨を強く保つために必要なのは、ずばり、『栄養』と『運動』です」

銀ちゃん「骨の栄養っていうと、カルシウムかニャ？」

高尾「そう、カルシウムはとても大切。でも、それだけではなくて、ビタミンD、ビタミンK、たんぱく質なども骨にとってなくてはならない栄養よ」
銀ちゃん「ふむふむ。160ページの食べ物なんかに含まれているんだニャ」
高尾「そして運動は、〝骨に衝撃を加える〟ものを必ず一つは取り入れてね。骨密度を維持するために大切だから」
銀ちゃん「えー？　どんな運動？」
高尾「縄跳びとか、ジョギング。『かかと落とし』もお勧めだから、161ページを見て試してね。縄跳びやジョギングがきつかったら、片足立ち、ウォーキング、階段の上り下りなどでもオーケーよ」
銀ちゃん「片足立ちはできないよ～」
高尾「ふふふ。できることをやりましょう。それと、骨を支えたり、関節を動かしたりするのは筋肉だから、筋トレも大切。更年期が過ぎたら、『骨トレ』と『筋トレ』を意識して、それまで以上に積極的に運動するといいと思うわ」
銀ちゃん「なんだか、いますぐ運動したくなっちゃったよ！」

骨粗しょう症予防にとくに大切な栄養素

カルシウム

骨の構成成分。足りていると思っていても、実は不足していることが多い。

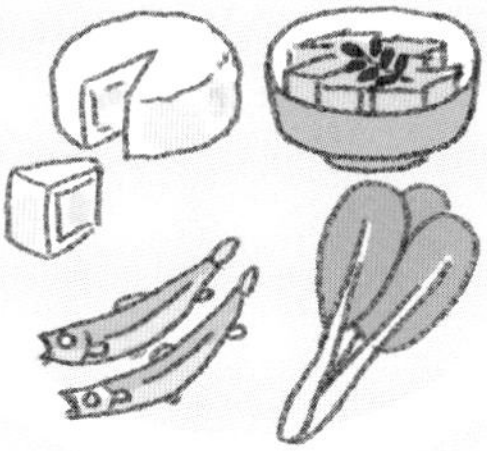

チーズ、ヨーグルト、がんもどき、高野豆腐、ししゃも、小松菜などに多く含まれる。

ビタミンK

カルシウムが骨に定着するのを促す。

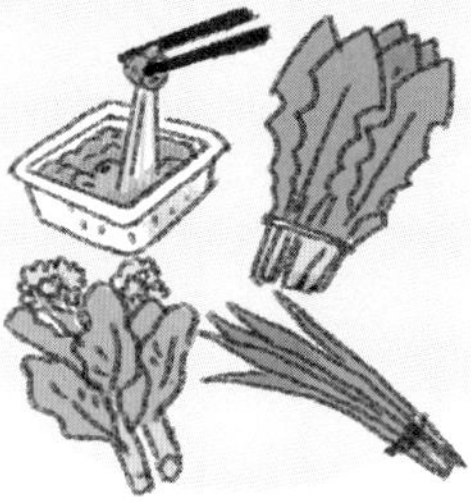

納豆、モロヘイヤ、ほうれん草、菜の花、にらなどに多く含まれる。

ビタミンD

カルシウムの吸収を高めるために欠かせない。

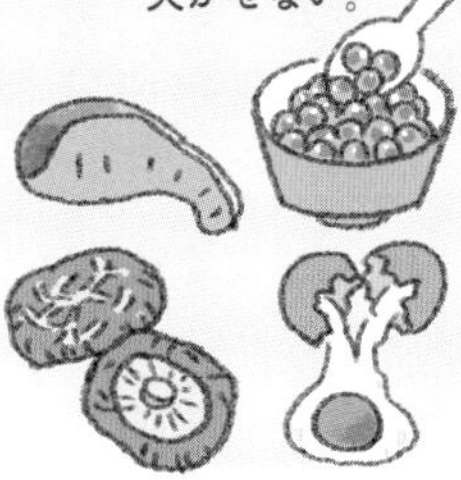

鮭、にしん、うなぎ、いくら、干ししいたけ、卵黄などに多く含まれる。

ビタミンDは食品からとる以外に、日光の紫外線を浴びることによって体内で合成されます。ビタミンDの合成に必要な日光浴の時間は、地域や季節によって異なりますが、日向で15分程度、または日陰で30分程度が目安。日照が少ない地域や、屋内で過ごすことの多い人は、食事でビタミンDをとる機会を多くしましょう。

ほかにも、たんぱく質、ビタミンC、ビタミンB群（B_6、B_{12}、葉酸など）、マグネシウムが骨の強度に影響することが知られています。

骨粗しょう症予防に

かかとを落とし

ジョギングやウォーキングなどと
併せて行いましょう。

1

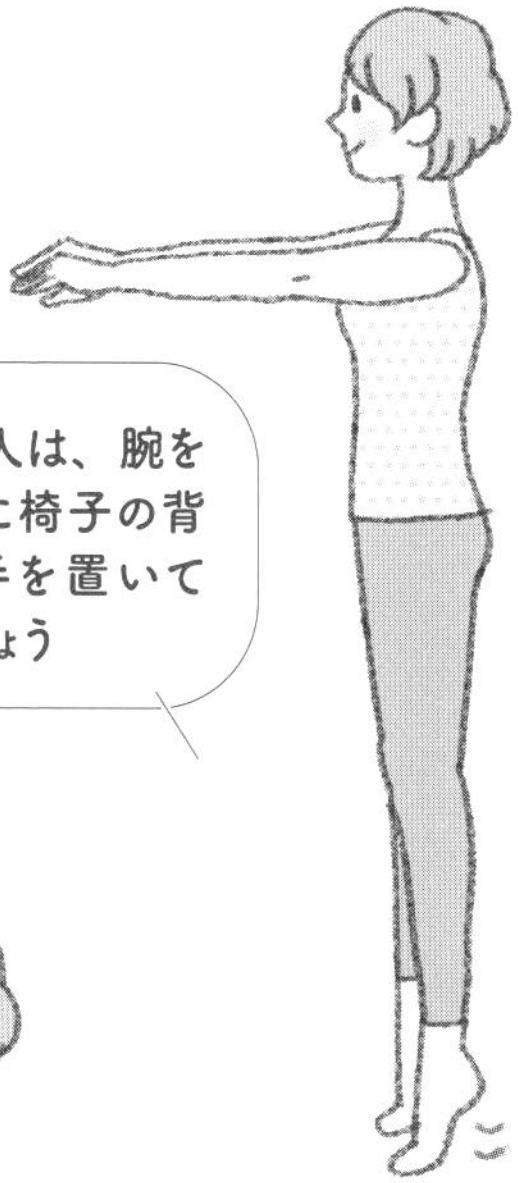

足を軽く開いて
背筋を伸ばして立ち、
両腕を床と平行に上げながら、
かかとを上げる。

ぐらつく人は、腕を
上げずに椅子の背
などに手を置いて
行いましょう

10回
くり返しましょう

2

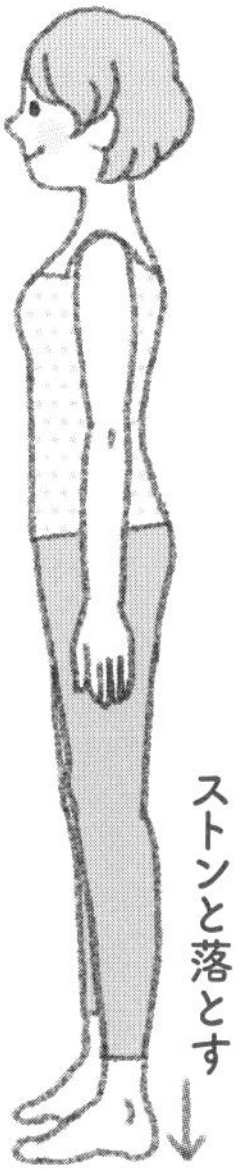

両腕を下ろしながら、
勢いをつけてかかとを落とす。

筋力を維持しましょう

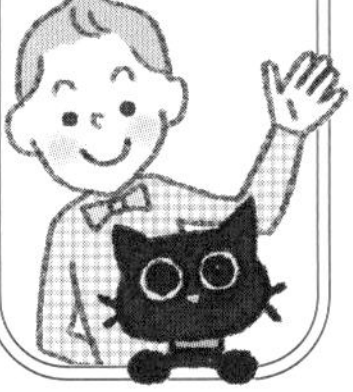

ふたを開けにくくなったら……

銀ちゃん「この前ね、ペットボトルのふたを開けられなくて困っている人を見たよ」

高尾「握力がなくなると、難しくなるのよね。握力は全身の筋力の状態を反映するともいわれるので、ペットボトルのふたが開けにくくなったら、筋力低下のサインかもしれない」

銀ちゃん「筋力が衰えると、骨を支える力や動かす力も弱くなっちゃうんだったね」

高尾「そうそう。動かさなければ骨そのもの

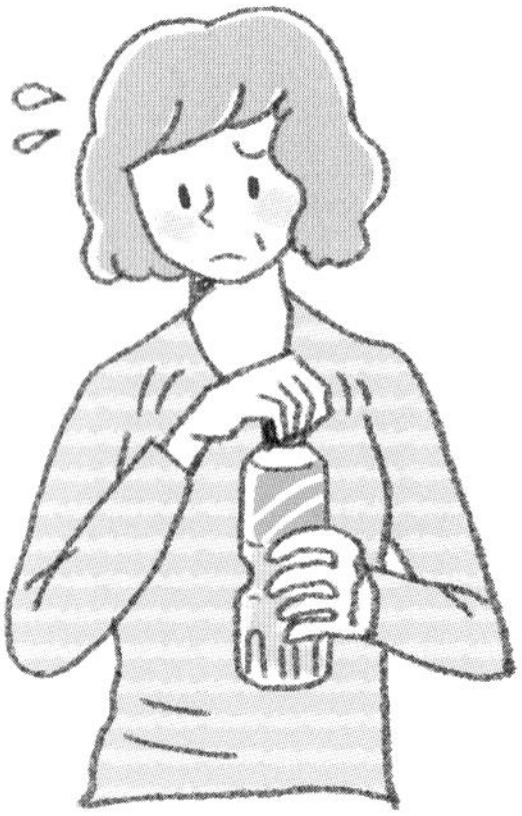

のも弱くなるから、骨折のリスクも高くなってしまうの」

筋力の低下は「体温」にも影響

高尾「筋肉にはほかにもいろいろな役割があるのよ」

銀ちゃん「そうなの？　えーと、ニャンだろう」

高尾「たとえば、ふくらはぎの筋肉はポンプのように働いて、足の血液を心臓に戻すことで、血液やリンパの流れを促す役割をしているわ。体温の維持にもかかわっている。食事をすると、栄養の一部が体熱になるのだけど、筋肉量が減るとあまり体熱をつくれなくなってしまうの。高齢になると体温が少し下がる傾向があるのだけど、筋肉量が減ることがその原因の一つね」

銀ちゃん「体温が低いと、冷えを感じやすくなるニャ」

高尾「そのとおり！　加齢による筋肉の衰えは『足から始まる』といわれていて、とくに太ももの前側にある大腿四頭筋《だいたいしとうきん》や、大臀筋《だいでんきん》（お尻の筋肉）が衰えやすいから、太ももやお尻の筋トレをしっかりやりましょう」

衰えやすい
筋力を
アップ

太もも＆お尻筋トレ

体の中でも大きな筋肉である太ももの前側・後ろ側、
お尻の筋肉を鍛えます。

1

両足をそろえて
まっすぐ立つ。

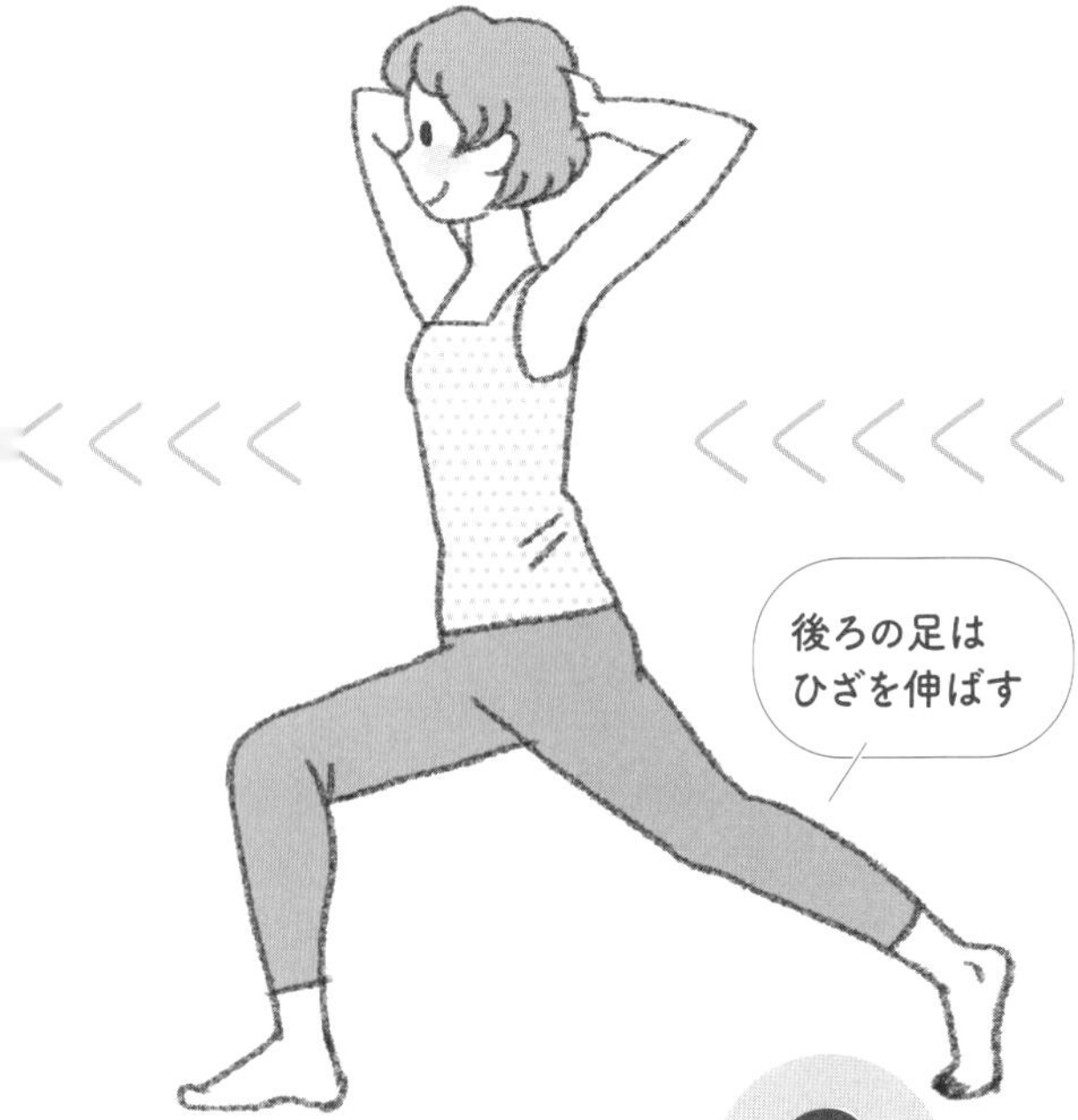

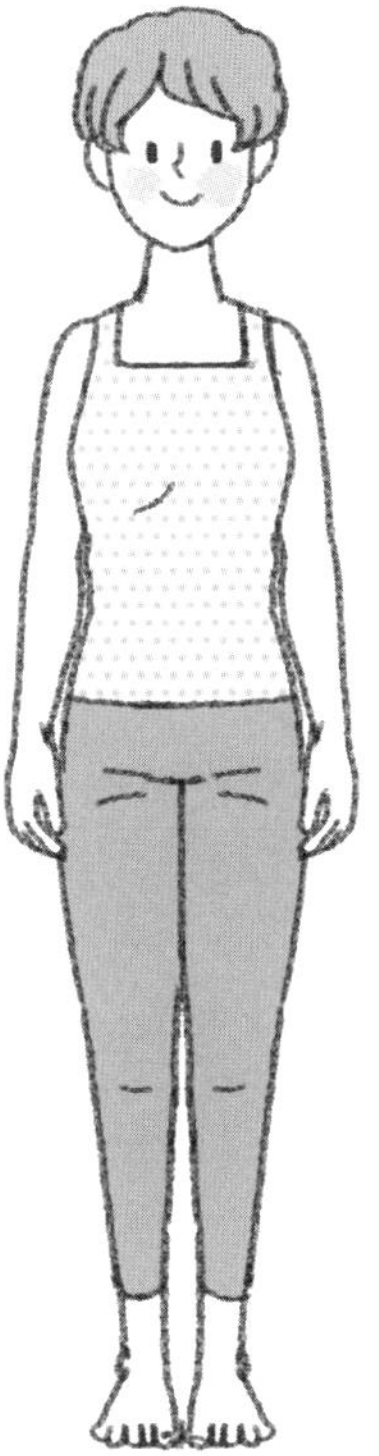

2

頭の後ろで手を組む。
片足を前に出してひざを曲げ、
後ろの足はつま先を床につけて
ひざを伸ばし、腰を落とす。

足を一度そろえ、前後の足を替えて同様に行う

**1～4を
2回くり返す**

3

1の姿勢に戻る。

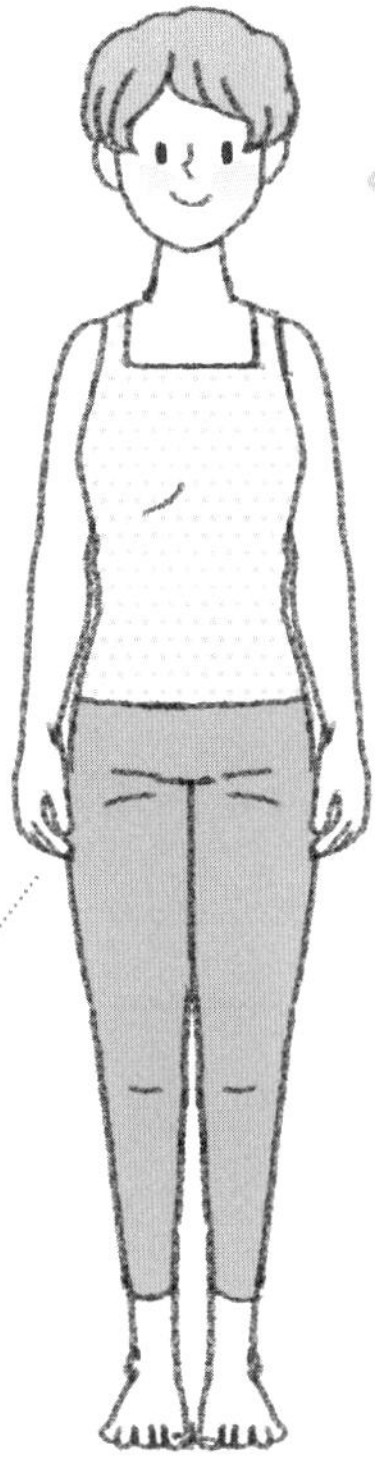

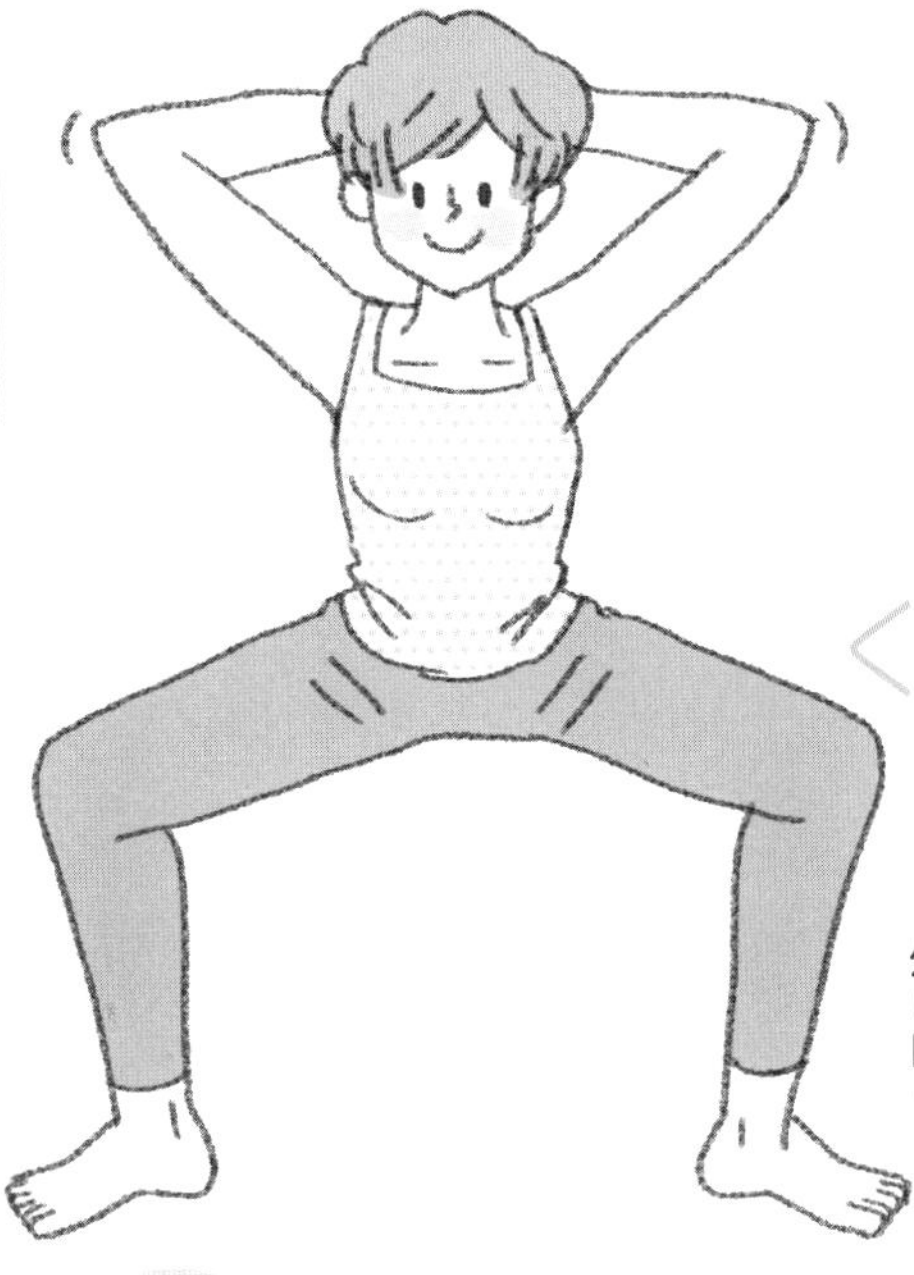

4

**片方の足を横に大きく出し、
ひざを曲げて腰を落とす。**

いったん1の姿勢に戻り、
反対側の足を横に出して同様に行う

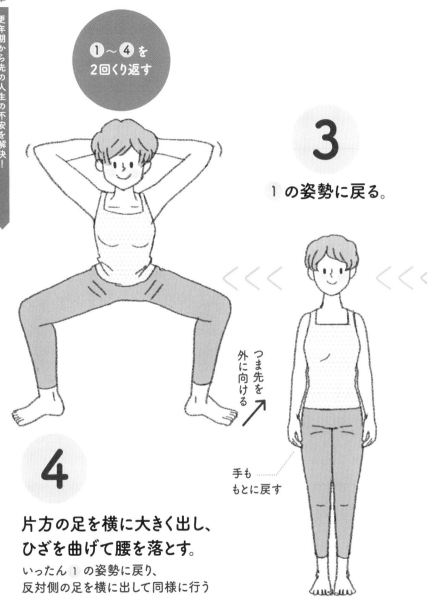

若々しくありましょう

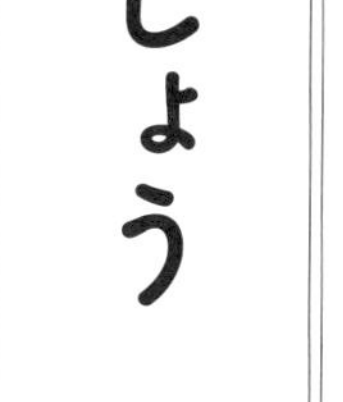

見た目も健康年齢も良い姿勢で若々しく

銀ちゃん「若く見えることって、いいことなのかニャ」

高尾「見た目年齢は寿命や健康年齢とも関係することがさまざまな研究で報告されているわ。見た目年齢が若い人は長寿で、健康でいる期間も長いそうよ」

銀ちゃん「見た目が若い人は、体の中も若いことが多いんだね」

高尾「良い年齢の重ね方をしているってことかもしれない」

銀ちゃん「でも、若く見える人と老けて見える人って、なにが違うんだろう？」

高尾「そうね……まず、姿勢のいい人は若々しいと思う！　背中が丸まっていると老けて見えるし、深い呼吸ができなくなっちゃう」

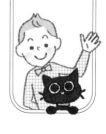

銀ちゃん「深い呼吸ができないと、どうなるの？」

高尾「呼吸は自律神経と深くかかわっていて、浅く速い呼吸をすると交感神経が働いて、深くゆっくりした呼吸をすると副交感神経が働くの。年齢を重ねると、副交感神経の働きが弱くなるから、深い呼吸をして副交感神経をしっかり働かせるといいの」

銀ちゃん「ねこじゃないのに猫背だと、自信がなさそうに見えるし」

高尾「良い姿勢で胸を開くようにすると、前向きな気持ちになれるしね」

銀ちゃん「ひとって、机に向かっていると背中が丸まっていくよね」

高尾「背中がゆるやかなS字カーブを描くよう意識するといいのよ」

S字カーブを描く座り姿勢

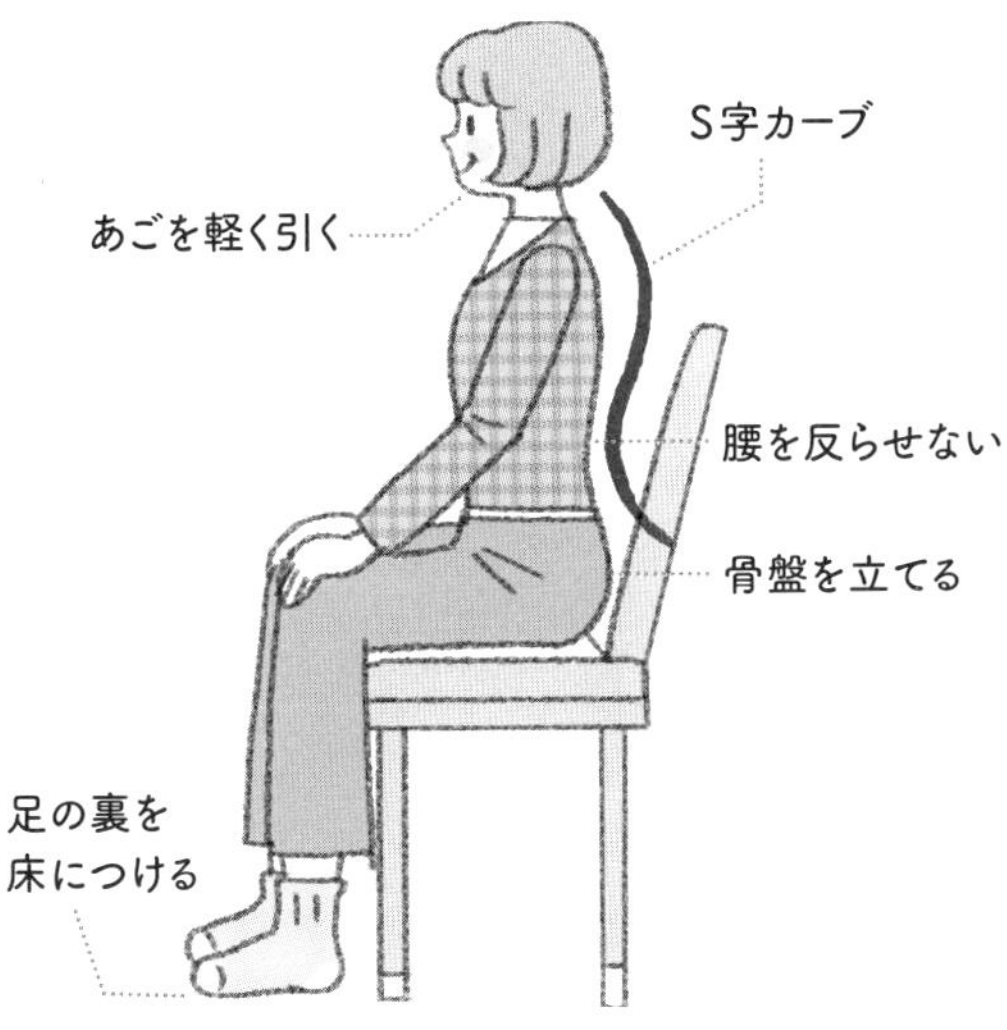

S字カーブ
あごを軽く引く
腰を反らせない
骨盤を立てる
足の裏を
床につける

背中＆
お腹の
筋力アップ

良い姿勢ヨガ

デスクワークの合間などに行いましょう。

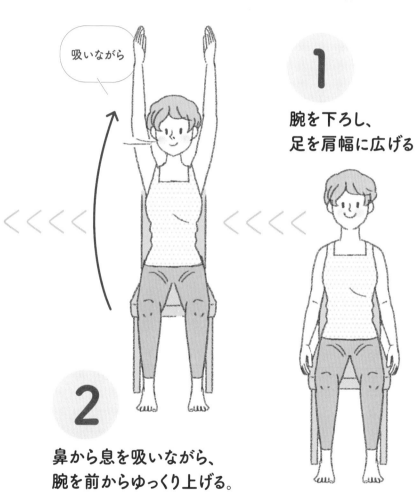

1

腕を下ろし、
足を肩幅に広げる

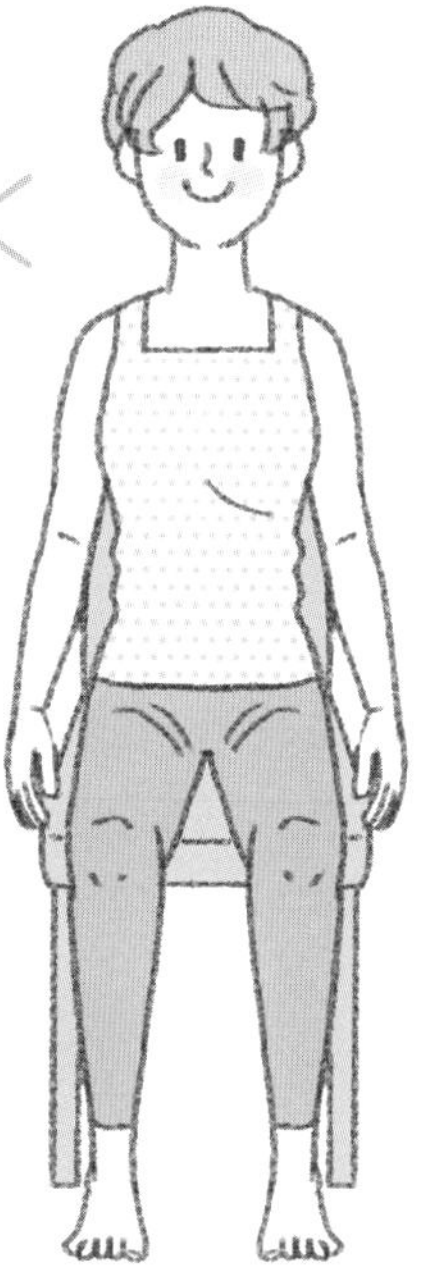

2

鼻から息を吸いながら、
腕を前からゆっくり上げる。
腕が真上にきたら、
そのまま自然な呼吸で5秒キープ。

3 息を吐きながら、腕を横からゆっくり下ろす。

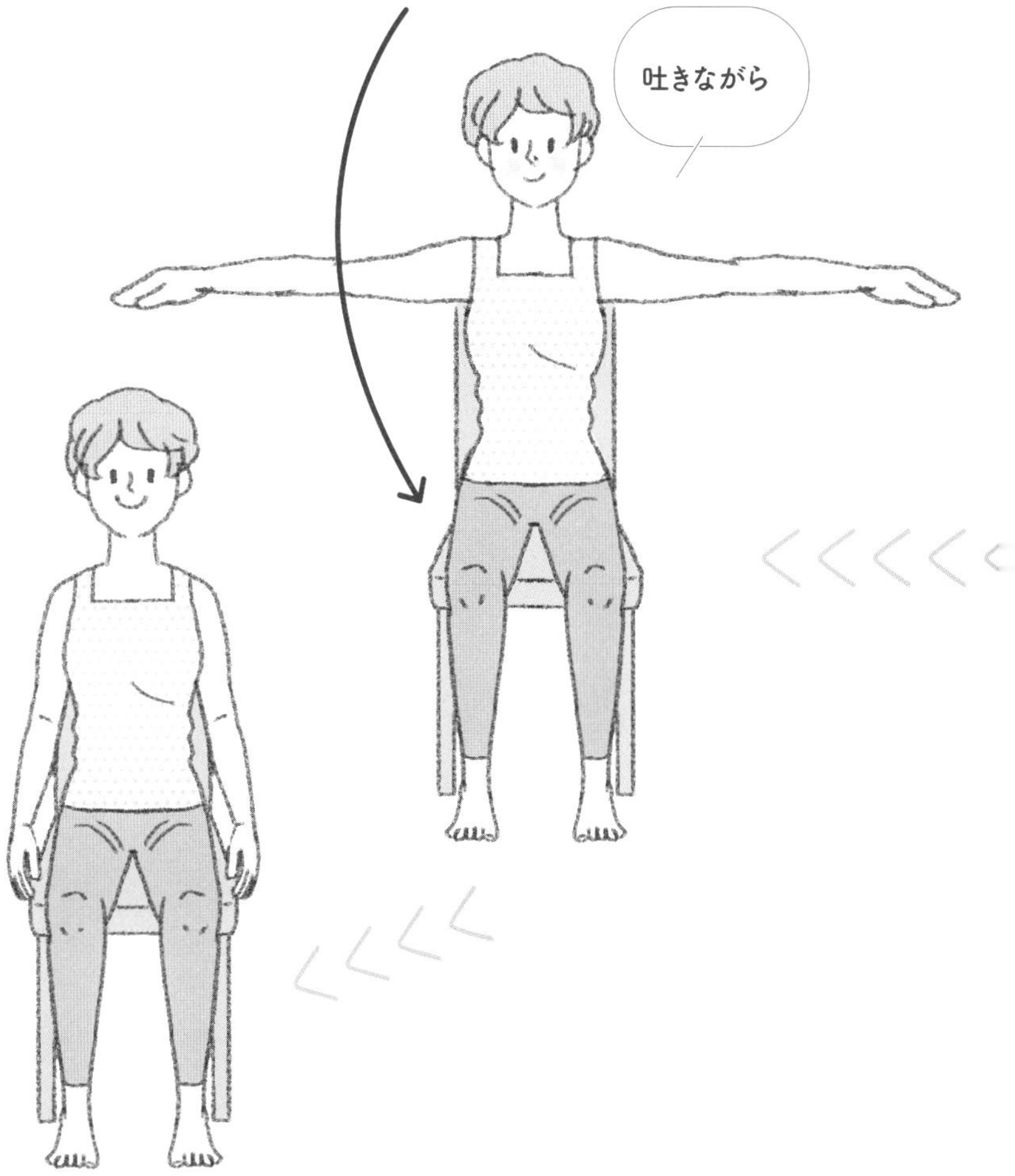

4 腕を下ろしきっても 2 のときの上半身を保つイメージで、おへそ、背中、お尻を引き上げるようにキュッと締める。

幸せに生きましょう

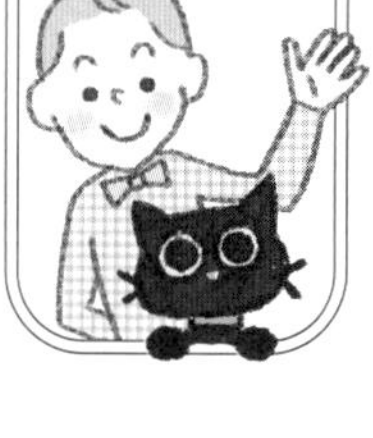

ポジティブな言葉が人も自分も幸せにします

銀ちゃん「健康って、結局ニャンなのかな？」

高尾「ＷＨＯ（世界保健機関）の憲章では、単に病気がないとか、病弱でないことではなくて、身体的、精神的、社会的に良好な状態であって、はじめて健康であると定義されているの」

銀ちゃん「精神的、社会的に良好……って、そうなるためにはどうすればいいの？」

高尾「たとえばね、『言葉を選ぶ』ことがとても大切よ。落ち込んだ気持ちを前向きにしたり、周囲の人たちとわかり合うために、ポジティブで温かみのある言葉を選んで使うようにしたいな」

銀ちゃん「自分も周りの人も、幸せな気持ちになるような言葉だね」

高尾「自分自身には、『疲れたな〜』と思ったときに『疲れた』と言わないで、『よくがんばった！』と肯定する言葉を口に出して言うようにしているわ」

銀ちゃん「さすがだニャ」

高尾「周りの人にも、『お疲れさま。がんばったね！』と声をかけたりね」

銀ちゃん「落ち込んだときはどうするの？」

高尾「心の中で『私ってダメ』なんてつぶやくより、『次は気をつけよう』と言ってみると、落ち込み度が少なくなる」

銀ちゃん「そういえば、誰かがミスしたときに、『大丈夫だよ』って明るく声かけてたよね」

高尾「言葉を選ぶことで精神的・社会的な健康を守って、『幸福』につなげましょうね」

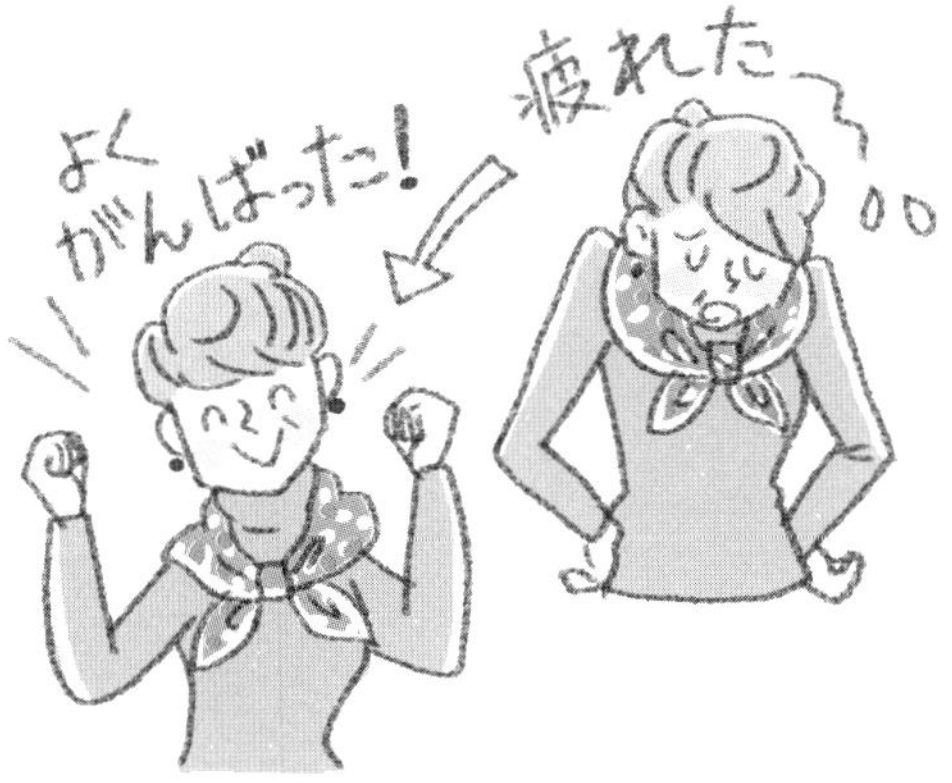

次の世代にバトンを渡す

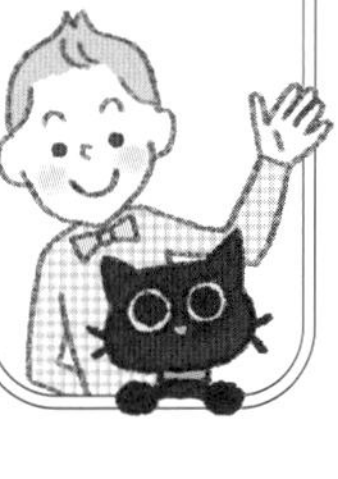

年齢による健康課題もラクラク乗り越えましょう

さて、ここまで「銀ちゃん」と一緒に、更年期以降も健康で幸せでいるために大切なことを見てきました。女性の人生には、月経、出産、更年期などがあり、それぞれに関連する苦労は、私たちの先輩女性たちも経験しています。私たちは、「この年代には、こんなことに注意したほうがいい」という学びを、その経験から得ることができます。治療法や、生活の中でできるセルフケア法も積み重ねられています。

ですから、どの時期にも我慢するのではなく、いつも思い思いの時間を過ごせるように、しっかり対策したいのです。そして私たちのあとに続く後輩女性にも、我慢する姿より、上手に対処して生き生きと活動している姿を見せて、「心配しなくても何とかなりそうだな」と思ってもらうことが、私たちの役割ではないでしょうか。

女性特有の健康課題だけでなく、誰もが加齢にともなう健康課題にも向き合っていきます。加齢による不調が出たときにも、少しでも良い体調でいようとする気持ちが大切で、それを実現させるためには正しい知識を持つことが重要です。

あとは、**ある程度「楽観的でいる」ことも大切**です。何か失敗したときも、楽観的にとらえて前向きでいることが不調や病気を遠ざけます。これについては科学的な研究も行われていて、「楽観度が高いほど寿命が長い」と報告されています。その理由としては、「楽天的な思考の持ち主はストレスの影響を受けにくい」「楽天家には目標に到達する自信を持っている人が多い」といったことが関係している可能性があるということです。くよくよ考えずによく眠って、よく体を動かし、食事を選び、気分よく健やかな日々をこの先ずっと続けていきましょう。そうして自分の経験とともに得た知識を、次の世代にもしっかり伝えていきたいものです。

この先、更年期を迎える世代には、「更年期、そこまで心配することでもないよね」とみんなが言える社会になることを願って。

おわりに

更年期という、女性なら誰でも迎える時期について、ざっくり知っていただいたみなさん。ちゃんと知ればそこまで怖がる必要もないのでは、とお感じになった方も少なくないのではないでしょうか。

「あまりよくわかっていない」から不安になる、「何をしたら良いのかわからない」から何となく心配、そんなみなさんに、一つだけはっきりお伝えしたいのは、「更年期の不調に対して医学的な対策方法は確立している」ということ。

つまり、更年期で困っていると自分で認識し、対策方法にアクセスしていただくことで、まあまあ改善できる健康課題だ、という意味です。

女性ホルモンを専門領域とした産婦人科医として自身の更年期を迎えた私が、

自分のために選んでいることは、みなさんに知っていただけたとしたら間違いなく活きる。だからこそ、必要とされている方へ届くようにと、心からの願いを込めてこの本をまとめました。

さらに、「マイナスをゼロに近づけるだけでなく、むしろプラスに！」。この本をお読みくださったみなさんにならなら何を指しているか、きっと伝わることと思います。

ここから始まるホルモンの波から解放された凪《なぎ》の時期を、いかに自分らしい前向きな時間にしていこうか……これからも、みなさんと共に、そんな晴れやかな空気感を育てていきたいです。

みなさんも、ぜひご一緒に！

高尾美穂

高尾美穂（たかお　みほ）
医学博士·産婦人科専門医。日本スポーツ協会公認スポーツドクター。ヨガ指導者。女性のための統合ヘルスクリニック「イーク表参道」副院長。
東京慈恵会医科大学大学院修了後、東京慈恵会医科大学病院産婦人科助教、東京労災病院女性総合外来などを経て現職。音声配信プラットフォームstand.fmでは「高尾美穂からのリアルボイス」をほぼ毎日配信し、リスナーの多様な悩みに答え、楽に生きられる考え方を届けている。

参考文献

『大丈夫だよ 女性ホルモンと人生のお話111』高尾美穂著（講談社）、『いちばん親切な更年期の教科書 閉経完全マニュアル』高尾美穂著（世界文化社）、『更年期に効く 美女ヂカラ』高尾美穂著（リベラル社）、『更年期前後がラクになる! おうちヨガ入門』高尾美穂著（宝島社）、『よくわかる こころの病気に効く漢方薬』根本幸夫ほか著（主婦の友社）、『やせる！若返る！病気を防ぐ！腸内フローラ10の真実』ＮＨＫスペシャル取材班著（主婦と生活社）、『健康づくりのための睡眠ガイド 2023』健康づくりのための睡眠指針の改訂に関する検討会（厚生労働省）

悩み・不安・困った！を専門医がスッキリ解決 更年期

2024年 6 月15日　初版発行

著　者　高　尾　美　穂
発行者　富　永　靖　弘
印刷所　株式会社新藤慶昌堂

発行所　東京都台東区台東２丁目24　株式会社　新星出版社
〒110-0016　☎03(3831)0743

ISBN978-4-405-09457-4